滋阴大家

朱丹溪

国医传世名方

刘从明　主编

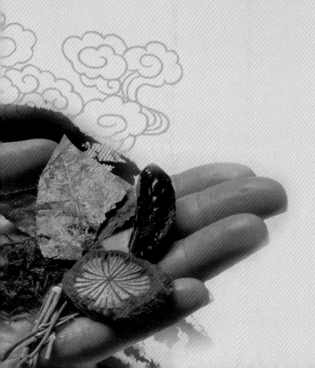

华龄出版社
HUALING PRESS

责任编辑：郑建军

责任印制：李未圻

图书在版编目（CIP）数据

滋阴大家朱丹溪 / 刘从明主编．-- 北京 ：华龄出版社，2019.12

ISBN 978-7-5169-1589-9

Ⅰ．①滋… Ⅱ．①刘… Ⅲ．①《丹溪心法》－经方－研究 Ⅳ．① R289.347

中国版本图书馆 CIP 数据核字（2019）第 299091 号

书　　名：滋阴大家朱丹溪

作　　者：刘从明

出 版 人：胡福君

出版发行：华龄出版社

地　　址：北京市东城区安定门外大街甲 57 号　　邮　　编：100011

电　　话：010-58122246　　传　　真：010-84049572

网　　址：http://www.hualingpress.com

印　　刷：北京彩虹伟业印刷有限公司

版　　次：2020 年 5 月第 1 版　　2020 年 5 月第 1 次印刷

开　　本：710×1000　　1/16　　印　　张：14

字　　数：200 千字

定　　价：68.00 元

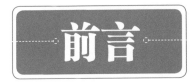

前言

朱震亨，宇彦修，元代婺州义乌（今浙江省义乌）人，因世居丹溪，故学者尊之为丹溪翁。生活于公元 1281 ～ 1358 年（元至元十八年～元至正十八年）。原本走科举之道，攻读圣贤书，30 岁时因母病而钻研《素问》。曾师事于理学家许谦，后受业于名医罗知悌。许谦为朱熹的四传弟子，而罗知悌为刘完素的再传弟子，并旁通张从正、李东垣之学。因而朱氏得以继承诸家衣钵，兼集医、哲于一身。

朱丹溪在罗氏"湿热相火为病最多"的启发下，重视相火病变的研究，倡导"阳有余阴不足论"，谆谆告诫人们不要妄动相火，宜保护阴精。治疗则强调滋阴降火，被后人称为滋阴派的倡导者。此外，他对气、血、痰、郁等杂病，亦有深刻的研究，以善治杂病而盛极一时，名扬海内外。明代医家王纶赞之曰："外感法仲景，内伤法东垣，热病用河间，杂病用丹溪，一以贯之，斯医道之大全矣。"日本医学界曾成立丹溪学社，专门研究他的学说，并奉其为"医中之圣"。足见朱丹溪其人影响之大，其说流传之广。

朱氏的著作颇丰，代表作有：《格致余论》《局方发挥》，另外还著有：《金匮钩玄》《伤寒辨疑》《本草衍义补遗》《外科精要发挥》《脉因证治》等。

《格致余论》壹卷，系朱氏的医论集，共 40 余篇，包括著名的"阳有余阴不足论""相火论""饮食色欲箴""茹淡论"等，集中反映了朱氏研究相火及其病变，人体阴阳关系、养生之道的学术观点，是学习朱氏学术思想的重要参考书。

《局方发挥》壹卷，为朱氏评论《和剂局方》的专著，书中列举气证、血证、饮证、呕吐、吞酸、膈噎等证，指出误用香燥、温补的危害，主张戒用温补燥热之法，并着重阐发了滋阴降火的治疗原则，体现了作者注重护养阴血的学术思想。

　　在临床方面，朱氏擅长气、血、痰、郁、火等杂病的论治，独抒卓见，自创新法，不愧为杂病大家，为后世杂病学的发展做出了重要贡献。其中尤以对阴虚火旺证的论治更为人所称道。所创滋阴降火法，开后世中医养阴之先河，并促进明清时期温病学派育阴、救液、填精等方法的形成。总之，他的医学理论及临床经验，无论在当时，还是在后世，皆有指导意义。

　　本书选编了《丹溪心法》中的经典名方，每首方剂尽量从方歌、方源、组成、用法用量、主治、功用、方义、方解、运用、历代医家方论等方面论述，以供大家学习和参考。书中收罗广博，详解略说，层次分明，图文并茂，深入浅出，使读者能更好地熟悉、掌握《丹溪心法》中组方原理及临床运用规律。

　　本书适合中医爱好者及中医临床医生阅读参考。需要指出的是，本书中出现的犀角、穿山甲、羚羊角、龙骨等现在已不再使用或用其他替代品。

编　者

目录

治中风方

肥人中风方

【方源】　《丹溪心法·卷一·中风一》："肥人中风，口蜗，手足麻木，左右俱作痰治。"

【组成】　贝母、瓜蒌、胆南星、荆芥、防风、羌活、黄柏、黄芩、黄连、白术、陈皮、半夏、肉桂、甘草、威灵仙、天花粉。

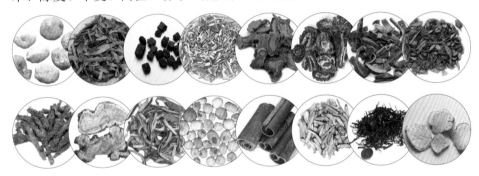

【用法】　水煎服。

【功用】　清热燥湿，行气化痰。

【主治】　中风。

【方义方解】　本方所治证因湿热蕴结中焦，排泄不爽，或身热不扬，汗出热不解，舌红、湿聚而成痰，痰阻经络所致。方用黄连为君，其寒降苦燥之性尤强，善入中焦、大肠，以清泄中焦、大肠湿热，有很好的效果。臣以黄芩、黄柏清上焦下焦之湿热。三黄合用，清热燥湿之力尤甚。胆南星苦凉，瓜蒌甘寒，均长于清热化痰；治痰先治气，气顺则痰消，配伍陈皮、半夏理气健脾，燥湿化痰；痰热阻于经脉肌肉，威灵仙、荆芥、肉桂、防风祛风除湿，舒筋活络止痛，化解闭阻四肢经脉之痰热。天花粉、贝母清热润燥化痰，加上白术益气健脾燥湿，利尿，使湿热从小便而去。甘草为使，调和诸药。诸药合用，以清热燥湿为本，行气健脾化痰，舒筋活络为标，标本同治，诸症皆愈。

君	黄连	清泄中焦、大肠湿热	清热燥湿之力尤甚	诸药合用，共奏清热燥湿，行气化痰之功
臣	黄芩	清上焦下焦之湿热		
	黄柏			
佐	胆南星	清热化痰		
	瓜蒌			
	陈皮	理气健脾，燥湿化痰		
	半夏			
	威灵仙	祛风除湿，舒筋活络止痛，化解闭阻四肢经脉之痰热		
	荆芥			
	肉桂			
	防风			
	天花粉	清热润燥化痰		
	贝母			
	白术	益气健脾燥湿，利尿，使湿热从小便而去		
使	甘草	调和诸药		

【运用】

1. **辨证要点**　临床以口眼㖞斜、四肢麻木、关节疼痛、屈伸不利、身热不扬、舌红、苔黄腻、脉濡数为辨证要点。

2. **加减变化**　加附子、竹沥、姜汁、酒一匙行经。

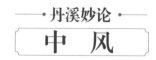
·丹溪妙论·
中　风

中风大率主血虚有痰，治痰为先，次养血行血。或属虚，挟火（一作痰）

与温，又须分气虚血虚。半身不遂，大率多痰，在左属死血瘀（一作少）血，在右属痰有热，并气虚。左以四物汤加桃仁、红花、竹沥、姜汁，右以二陈汤四君子等汤加竹沥、姜汁。痰壅盛者、口眼㖞斜者、不能言者，皆当用吐法，一吐不已，再吐。轻者用瓜蒂一钱，或稀涎散，或虾汁，以虾半斤，入酱、葱、姜等料物，水煮。先吃虾，次饮汁，后以鹅翎探引。吐痰用虾者，盖引其风出耳，重者用藜芦半钱，或三分，加麝香少许，齑汁调，吐。若口噤昏迷者，灌入鼻内吐之。虚者不可吐。气虚猝倒者，用参芪补之，有痰，浓煎参汤加竹沥、姜汁；血虚用四物汤，俱用姜汁炒，恐泥痰故也，有痰再加竹沥、姜汁入内服，能食者，去竹沥加荆沥。肥白人多温，少用乌头、附子行经，凡用乌、附，必用童便煮过，以杀其毒。初昏倒，急掐人中，至醒，然后用痰药，以二陈汤、四君子汤、四物汤加减用之；瘦人阴虚火热，用四物汤加牛膝、竹沥、黄芩、黄柏，有痰者加痰药，治痰气实而能食，用荆沥，气虚少食，用竹沥。此二味开经络行血气故也。入四物汤，必用姜汁助之。遗尿属气，以参芪补之。筋枯者，举动则痛，是无血不能滋养其筋，不治也。《脉诀》内言诸不治证：口开手撒，眼合遗尿，吐沫直视，喉如鼾睡，肉脱筋痛，发直摇头上窜，面赤如妆，或头面青黑，汗缀如珠，皆不可治。

黄连

药材档案

【别名】味连、支连、王连、云连、雅连、川连。

云连：弯曲呈钩状，多为单枝，较细小。

【性味归经】苦，寒。归心、脾、胃、肝、胆、大肠经。

【功效主治】清热燥湿，泻火解毒。用于湿热痞满，呕吐吞酸，泻痢，黄疸，高热神昏，心火亢盛，心烦不寐，心悸不宁，血热吐衄，目赤，牙痛，消渴，痈肿疔疮；外治湿疹，湿疮，耳道流脓。酒黄连善清上焦火热，用于目赤，口疮。姜黄连清胃和胃止呕，用于寒热互结，湿热中阻，痞满呕吐。萸黄连舒肝和胃止呕，用于肝胃不和，呕吐吞酸。

天麻丸

【方源】 《丹溪心法·卷一·中风一》："天麻丸治风因热而生，热胜则动，宜以静胜其躁，是养血也。"

【组成】 天麻、牛膝（二味用酒同浸三日，焙干）、萆薢、玄参各180克，杜仲（炒去丝）210克，炮附子30克，羌活420克，当归300克，生地黄500克。一方有独活150克。

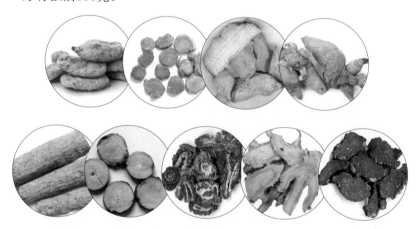

【用法】 上药研末，蜜为丸，如梧桐子大。每服50～70丸，空腹时用温酒或白汤送下。

【功用】 祛风除湿，滋阴润燥。

【主治】 肝热生风，头晕头痛，手足挛痛麻木，或半身不遂。

【方义方解】 方中独活、羌活、天麻、萆薢祛风化湿，散寒活络；附子通络止痛，温阳散寒；当归、玄参、生地黄养血活血；牛膝、杜仲补肝肾，强筋骨，祛风湿。全方配伍，共奏祛风除湿，活血通络之效。

【运用】

1. **辨证要点** 临床以半身不遂，口舌喎斜，舌强语謇或不语，肢体拘挛，手足麻木，腰腿酸痛，心烦易怒，舌质红、舌苔薄黄，脉弦有力为辨证要点。

2. **现代应用** 常用于治疗风湿性关节炎、类风湿性关节炎、卒中后遗症等。

3. **注意事项** 孕妇忌服。

君	天麻	息风定惊	
臣	羌活	祛风湿，利关节，止痛	诸药合用，共奏祛风除湿，活血通络之效
	萆薢	祛风湿，利湿浊	
	附子	通络止痛，温阳散寒	
	玄参	清热凉血，养阴清热	
	牛膝	补肝肾，强筋骨，祛风湿	
	杜仲		
佐	当归	补血滋阴	
	生地黄		

―――――・ **天麻丸同名方** ・―――――

1.《卫生宝鉴》：天麻丸，本方由天麻、生草乌、生川乌、雄黄构成。功能：镇惊止痉止痛，主治破伤风。

2.《圣济总录》：天麻丸，本方由天麻、炮附子、独活、麻黄、肉桂、乌蛇肉、人参、防风、细辛、当归、白术、羚羊角、薏苡仁、全蝎、牛膝、川芎、茯神、天南星、白僵蚕、牛黄、冰片、朱砂、麝香构成。功能祛除风痰，活血通络，主治身体倦怠，脾脏中风，四肢缓弱，恶风头痛，舌本强直，言语混乱，皮肤脚膝麻痹。

3.《证治准绳》：天麻丸，由天麻、防风、朱砂、羌活、僵蚕、全蝎、白附子、五灵脂、牛黄、白丁香构成。功能：定惊息风，主治产后卒中，语涩恍惚，四肢不遂。

愈风汤

【方源】 《丹溪心法·卷一·中风一》："中风症，内邪已除，外邪已尽，当服此药以行导诸经。久服大风悉去，纵有微邪，只从此药加减治之。然治病之法，不可失于通塞，或一气之微汗，或一旬之通利，如此乃常治之法也。久则清浊自分，营卫自和。如初觉风动，服此不至倒仆。"

【组成】 羌活、甘草（炙）、防风、防己、黄芪、蔓荆子、川芎、独活、细辛、枳壳、麻黄（去根）、地骨皮、人参、知母、甘菊、薄荷（去梗）、白芷、枸杞子、当归、杜仲（炒）、秦艽、柴胡、半夏、厚朴（姜制）、前胡、熟地黄各60克，白茯苓、黄芩各90克，生地黄、苍术、石膏、芍药各120克，肉桂30克。

【用法】 上锉。每服30克，水200毫升，生姜3片煎，空腹1服，临卧煎渣。空腹一服，吞下二丹丸，为之重剂。临卧一服，吞下四白丹，为之轻剂。

【功用】 祛风清热，养血通络。

【主治】 中风症，内邪已除，外邪已尽，当服此药以行导诸经。

【方义方解】 本方证治是风邪袭人所致，重用生地黄、石膏、黄芩清热，是为风邪而化热者设，以此为君。语言与手足运动障碍，除经络痹阻外，与血虚不能养筋相关，且风药多燥，易伤阴血，故以熟地黄、当归、白芍、川芎养血活血，使血足而筋自荣，络通则风易散，寓有"治风先治血，血行风自灭"之意，并能制诸风药之温燥；脾为气血生化之源，故茯苓、甘草益气健脾，以化生气血；苍术既能祛风散寒，又可燥湿健脾，以上共为方中臣药。方中以秦艽祛风通络，羌活、独活、防风、白芷、细辛等辛散之品，祛风散邪；蔓荆子、薄荷、甘菊、柴胡、知母用以其之凉，可制诸风药之温燥，又能兼顾风为阳邪，易于化热化燥之特点；防己祛风行水；黄芪益气固表，祛风除湿而不伤正，益气固表而不恋邪，使风去而表虚得固。佐以半夏燥湿化痰降逆；厚朴下气宽胸除满；前胡下气祛痰，以治上实；肉桂温补下元，纳气以治下虚，并用人参、枸杞子生津润燥。麻黄引药走表；甘草调和诸药，兼使药之用。本方用药，以清热散邪为主，配伍补血、活血、益气，疏养结合，邪正兼顾，共奏祛风清热，养血通络之效。

【运用】

1. **辨证要点**　临床以口眼㖞斜、语言謇涩、半身不遂为辨证要点。

2. **加减变化**　假令一气之微汗，用愈风汤90克，加麻黄30克，匀作四服，加生姜空腹服，以粥投之，得微汗则佳。如一旬之通利，用愈风汤90克，加大黄30克，亦匀作四服，如前服，临卧服，得利为度。此药常服之，不可失四时之辅。如望春大寒之后，本方中加半夏、人参、柴胡各60克，通草120克，谓迎而夺少阳之气也；如望夏谷雨之后，本方中加石膏、黄芩、知母各60克，谓迎而夺阳明之气也；季夏之月，本方中加防己、白术、茯苓各60克，谓胜脾土之湿也；初秋大暑之后，本方中加厚朴30克，藿香30克，肉桂30克，谓迎而夺太阴之气也；望冬霜降之后，本方中加附子、肉桂各30克，当归60克，谓胜少阴之气也。如得春气候，减冬所加，四时类此。此虽立四时加减，更宜临病之际，审察虚实寒热，土地之宜，邪气多少。

3. **现代运用**　广泛运用于治疗神经系统疾病，也可以运用于头晕头痛、意识模糊、行动迟缓等属于风邪入络者。

【方论精粹】

《丹溪心法》："此药具七情六欲四气，无使五脏偏胜，及不动于荣卫，如风秘服之，永不结燥。此药与天麻丸相为表里，治未病之圣药也。若已病者，更宜常服，无问男女老幼，惊痫搐搦，急慢惊风，四时伤寒等病，服之神效。"

地仙丹

【方源】 《丹溪心法・卷一・中风一》。

【组成】 牛膝、苁蓉、附子、川椒各120克，地龙、木鳖子、覆盆子、白附子、菟丝子、赤豆、南星、骨碎补、羌活、何首乌、狗脊、萆薢、防风、乌药各60克，白术、甘草、白茯苓、川乌各30克，人参、黄芪各45克。

【用法】 上为末，酒糊丸。每服30～40丸，空心酒下。

【功用】 补肾舒筋，祛风止痛。

【主治】 风、寒、湿邪留滞筋脉日久，耗伤肝肾之阴。

【方义方解】 本方具有补肾舒筋，祛风止痛之功效，用于治疗肝肾亏虚，全身骨关节肿痛，屈伸不利，腰膝酸软，头晕目眩，失眠之症。方中重用附子为君，本品大辛大热，具有峻补元阳，益火消阴，上助心阳，中温脾阳，下补肾阳，又可温经止痛，长于治寒凝诸痛。川椒温中止痛；肝肾耗伤日久，故用牛膝、肉苁蓉、何首乌、狗脊补肾阳，益精血，强筋骨，能祛风散寒止痹痛，上述共为臣药。白术、人参、茯苓、黄芪益气健脾，宁心安神；骨碎补、地龙、木鳖子相配，助牛膝等补益肝肾，并能息风止痉，同行经络；羌活、防风、白附子、萆薢、乌药，善解风寒湿邪之阻于经络，温中散寒之性并能祛风痰，定惊搐；胆南星苦凉，制约方中药物大辛大热之性，防止滋腻过多，并能化痰息风止痉；覆盆子、菟丝子补肾固精，培养先天之本，上述共为佐药。配伍甘草，既能解附子、乌药大辛大热之毒，又能调和诸药，意为佐使。

君	附子	峻补元阳，益火消阴，上助心阳，中温脾阳，下补肾阳	
臣	川椒	温中止痛	诸药合用，肾精得以大补，外感风寒邪得除，痰邪得消，诸症得以痊愈
	牛膝	补肾阳，益精血，强筋骨，能祛风散寒止痹痛	
	肉苁蓉		
	何首乌		
	狗脊		
佐	白术	益气健脾，宁心安神	
	人参		
	黄芪		
	骨碎补	助牛膝等补益肝肾，并能息风止痉，同行经络	
	地龙		
	木鳖子		
	羌活	善解风寒湿邪之阻于经络，温中散寒之性并能祛风痰，定惊搐	
	防风		
	白附子		
	萆薢		
	乌药		
	胆南星	苦凉，制约方中药物大辛大热之性，防止滋腻过多，并能化痰息风止痉	
	覆盆子	补肾固精，培养先天之本	
	菟丝子		
佐使	甘草	既能解附子、乌药大辛大热之毒，又能调和诸药	

【运用】

1. 辨证要点　临床以遍身骨节疼痛，昼静夜剧，关节肿胀，屈伸不利，腰膝酸软，头晕目眩，舌质淡红、舌苔薄白少津，脉沉细弱或细数为辨证要点。

2. 现代运用　常用于慢性风湿性关节炎，骨质增生，坐骨神经痛等邪入机体者。

3. 注意事项　阴虚有热及孕妇慎用。

附 子

药 材 档 案

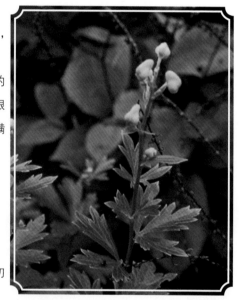

【别名】五毒、铁花。

【药材特征】盐附子：呈圆锥形，长 4 ~ 7 厘米，直径 3 ~ 5 厘米。表面灰黑色，被盐霜，顶端有凹陷的芽痕，周围有瘤状突起的支根或支根痕。体重，横切面灰褐色，可见充满盐霜的小空隙及多角形形成层环纹，环纹内侧导管束排列不整齐。气微，味咸而麻，刺舌。

黑顺片：为纵切片，上宽下窄，长 1.7 ~ 5 厘米，宽 0.9 ~ 3 厘米，厚 0.2 ~ 0.5 厘米。外皮黑褐色，切面暗黄色，油润具光泽，半透明状，并有纵向导管束。质硬而脆，断面角质样。气微，味淡。

白附片：无外皮，黄白色，半透明，厚约 0.3 厘米。

【性味归经】辛、甘，大热，有毒。归心、肾、脾经。

【功效主治】回阳救逆，补火助阳，散寒止痛。用于亡阳虚脱，肢冷脉微，心阳不足，胸痹心痛，虚寒吐泻，脘腹冷痛，肾阳虚衰，阳痿宫冷，阴寒水肿，阳虚外感，寒湿痹痛。

妇人左瘫方

【方源】　《丹溪心法·卷一·中风一》："一妇手足左瘫，口不能语，健啖。"

【组成】　防风、荆芥、羌活、南星、没药、乳香、木通、茯苓、厚朴、桔梗、麻黄、甘草、全蝎。

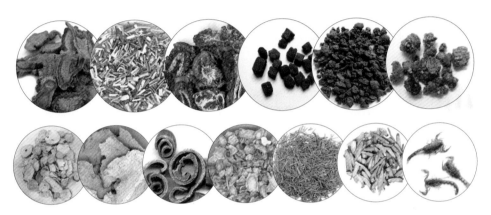

【用法】　上为末，汤酒调下。

【功用】　祛风化痰，舒筋活络，活血止痛。

【主治】　外邪挟痰侵袭入里，经脉气血瘀阻。

【方义方解】　本方具有祛风化痰，舒筋活络，活血止痛之功效，所治证属外邪挟痰侵袭入里，经脉气血瘀阻。方中羌活辛温，入肺经，有较强的祛风湿、止痛之效，善入足太阳膀胱经，以除头项肩背之痛见长。乳香、没药辛散温通，既能活血化瘀，又能行散滞气；全蝎辛平，祛外风，善通络，故为臣药。佐以荆芥、防风、麻黄以驱散外邪。南星善于祛风化痰，并能解痉定搐。木通渗利湿热，茯苓利水渗湿，健脾安神；厚朴、桔梗行气宽胸，化痰散结。甘草兼使调和诸药。综观全方，祛风化痰为主，配伍活血、止痛、活络之品，标本兼治。

本方与小活络丹均能祛风除湿，活血止痛，但后者针对风寒痰湿瘀血，痹阻经络所致，有散寒祛湿，活血之效。本方针对外邪挟痰，故配伍全蝎、南星等祛风化痰之品，有化痰活络之力。

【运用】

1. **辨证要点** 临床以症见口不能语，关节屈伸不利，疼痛，舌淡苔白，脉沉或弦为辨证要点。

2. **加减变化** 不效，时春脉伏，渐以淡盐汤齑汁每早一碗，吐五日。仍以白术、陈皮、茯苓、甘草、厚朴、菖蒲，日二帖。后以川芎、栀子、豆豉、瓜蒂、绿豆粉、齑汁、盐汤吐之，吐甚快。不食，后以四君子汤服之，以当归、酒芩、红花、木通、粘子、苍术、姜南星、牛膝、茯苓为末，酒糊丸。服十日后，夜间微汗，手足动而能言。

3. **现代运用** 常用于慢性风湿性关节炎，类风湿关节炎，骨质增生，坐骨神经痛等属于外邪挟痰阻于经脉者。

防 风

药 材 档 案

【别名】回云、铜芸、屏风、风肉、白毛草、山芹菜。

【药材特征】本品呈长圆锥形或长圆柱形，下部渐细，有的略弯曲，长15～30厘米，直径0.5～2厘米。表面灰棕色，粗糙，有纵皱纹、多数横长皮孔样突起及点状的细根痕。根头部有明显密集的环纹，有的环纹上残存棕褐色毛状叶基。体轻，质松，

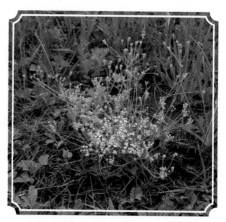

易折断，断面不平坦，皮部浅棕色，有裂隙，木部浅黄色。气特异，味微甘。

【性味归经】辛、甘，微温。归膀胱、肝、脾经。

【功效主治】祛风解表，胜湿止痛，止痉。用于感冒头痛，风湿痹痛，风疹瘙痒，破伤风。

稀涎散

【方歌】

> 稀涎皂角与白矾，痰浊壅阻宜开关，
> 中风痰闭口不语，涌吐通关气自还。

【方源】 《丹溪心法·卷一·中风一》："治中风忽然若醉，形体昏闷，四肢不收，涎潮搐搦。"

【组成】 猪牙皂角（去黑皮）4条，白矾30克。

 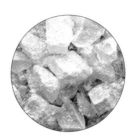

【用法】 上为末。每服三字（用唐代"开元通宝"钱币抄取药末，填去一字之量。即一钱匕的四分之一量。），温水灌下。但吐出涎便醒，虚人不可大吐。

【功用】 开关涌吐。

【主治】 中风闭证。痰涎壅盛，喉中痰声漉漉，气闭不通，心神瞀闷，四肢不收，或倒仆不省，或口角似歪，脉滑实有力者。亦治喉痹。

【方义方解】 本方偏于化痰开窍，而涌吐之力较弱。方中皂角辛能开窍，咸能软坚，善能涤除浊腻之痰。白矾酸苦涌泄，能化顽痰，并有开闭催吐之功。二者相合，具有稀涎作用，能使冷涎微微从口中吐出。对于中风闭证，痰涎壅盛，阻塞气机，妨碍呼吸者，先以本方催吐，使其痰稀涎出，咽喉疏通便止，然后续进他药，随证调治。

【运用】

1. **辨证要点**　本方可用于中风痰闭之证，以喉中痰声漉漉，气闭不通，心神瞀闷，人事不省，脉滑实有力为证治要点。

2. **使用注意**　中风脱证则禁用本方。本方开关急救，等痰涎排出、神志清醒以后，便不可续进，应随证调治。

【方论精粹】

　　汪昂《医方集解》："《经》曰：'病发于不足，标而本之，先治其标，后治其本。'治不与疏风补虚，而先吐其痰涎。白矾酸苦，能涌泄，咸能软顽痰，故以为君。皂角辛能通窍，咸能去垢，专制风木，故以为使，固夺门之兵也。师曰，凡吐中风之痰，使咽喉疏通，能进汤药便止，若尽攻其痰，则无液以养筋，令人挛急偏枯，此其禁也。"

═ 治中暑方 ═

十味香薷饮

【方歌】

> 十味香薷芪异功，扁豆木瓜朴枣同；
> 中气虚弱感暑湿，汗多呕泻头重用。

【方源】　《丹溪心法·卷一·中暑三（附暑风、注夏）》。

【组成】　香薷30克，人参、陈皮、白术、茯苓、黄芪、木瓜、厚朴（姜炒）、白扁豆、甘草（炙）各15克。

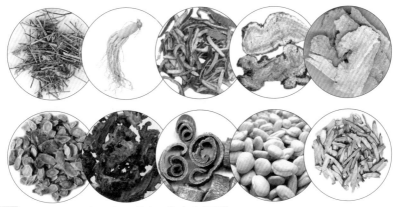

【用法】　上为末。每6克，热汤或冷水调服。

【功用】　消暑，健脾进饮食。

【主治】　脾胃不和，乘冒暑气，心腹满闷，饮食无味，呕吐恶心，五心潮热，力乏体倦。

【方义方解】　本方为治夏令外感暑湿，脾胃不和的要方。方中香薷辛温发汗，化湿和中，陈皮、厚朴、木瓜、扁豆祛湿和胃，人参、白术、茯苓、黄芪、甘草能益气健脾。诸药配伍，有祛暑和中、益气健脾作用。

君	香薷	辛温发汗，化湿和中	
臣	黄芪	补气健脾	诸药配伍，有祛暑和中、益气健脾作用
	人参		
	白术	健脾利湿，恢复脾胃升降之机	
	陈皮		
	木瓜		
	茯苓		
佐	厚朴	苦辛而温，行气除满，燥湿行滞	
	白扁豆	消暑和中，化湿	
使	炙甘草	调和诸药	

【运用】

1. **辨证要点**　本方以胸脘痞闷，头重，呕恶不食，泄泻，体倦乏力，汗出较多，苔白腻为诊断要点。

2. **现代运用**　临床上用于胃肠型感冒，秋季泄泻属中气虚弱，外感暑湿者。

【方论精粹】

1. 王璆《是斋百一选方》："十味香薷饮，治脾胃不和，乘冒暑气，心腹膨闷，饮食无味，呕哕恶心，五心潮热，力乏体倦，并宜服之，常服消暑健脾进饮食。傅公实方。香薷叶一两，人参（去芦）、白术、陈皮（温汤浸少时，去白）、白茯苓、黄芪（去芦）、厚朴（去粗皮，切碎，生姜自然汁拌和，炒至黑色）、干木香、白扁豆（炒，去壳）、甘草（炙）各半两。上为粗末，每服三钱，水150毫升，枣一枚，同煎至七分，去滓，不拘时候服。校注：'干木香'，源本作'干木瓜'。"

2.《最新方剂手册》："十味香薷饮《是斋百一选方》：'方由六味香薷改加黄芪、人参、白术、陈皮组成。'功能益气祛暑，化湿解表，适用于中气虚弱，感受暑湿。症见寒热、胸闷、呕吐、泄泻。"

黄连香薷饮

【方歌】

> 黄连香薷饮，涤暑效力强；
> 燥湿须厚朴，三物合成方。

【方源】 《丹溪心法·卷之中·中暑（八）》："黄连香薷饮治暑身热。"

【组成】 香薷48克，黄连24克，厚朴24克。

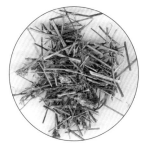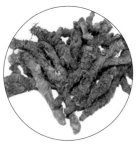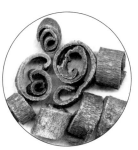

【用法】 水煎热服。

【功用】 清热祛暑。

【主治】 伤暑。

【方义方解】 暑热郁蒸，治宜清热。方用善祛暑邪善化湿浊的香薷为主药，配伍清热的黄连，可以外解暑热；配伍燥湿利气的厚朴，可以内调津气。三药合用，能呈清热祛暑，化湿和中功效。

【运用】

1. **辨证要点** 本方以大热烦渴，人舌红，苔黄腻，脉濡数为诊断要点。

2. **加减化裁** 挟痰加半夏，虚加参。

3. **使用注意** 此方即香薷饮去扁豆加黄连而成，一加一减，遂变治疗寒湿之方而为清热涤暑之法。由于病性虽变而病变本质未变，所以香薷、厚朴才能成为二方的共同基础，此等处当留意。

【方论精粹】

张璐《张氏医通》："黄连香薷饮，治伤暑，大热烦渴。香薷、黄连、厚朴，水煎热服。"

香薷

药材档案

【别名】香草、香菜、香茅、香茹、石香薷、石香菜。

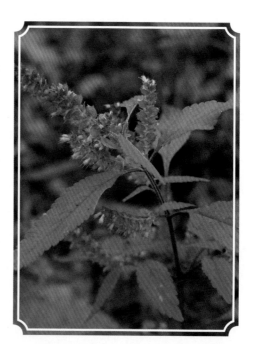

【药材特征】青香薷：全体长 14 ~ 30 厘米，被白以短茸毛。茎多分枝，四方柱形，近基部圆形，直径 0.5 ~ 5 毫米；表面黄棕以，近基部常呈棕红色，节明显，节间长 2 ~ 5 厘米；质脆，易折断，断面淡黄色，叶对生，多脱落，皱缩或破碎，完整者展平后呈狭长披针形，长 0.7 ~ 2.5 厘米，宽约 4 毫米，边缘有疏锯齿，黄绿色或暗绿以；质脆，易碎。花轮密集成头状；苞片被白色柔毛；花萼钟状，先端 5 裂；花冠皱缩或脱落。栽培品全体长 35 ~ 60 厘米，疏被较长的茸毛；茎较粗，节间长 4 ~ 7 厘米。以枝嫩、穗多、香气浓者为佳。

江香薷：表面黄绿色，质较柔软。边缘有 5 ~ 9 疏浅锯齿。果实直径 0.9 ~ 1.4 毫米，表面具疏网纹。

【性味归经】辛，微温。归肺、胃经。

【功效主治】发汗解表，化湿和中。用于暑湿感冒，恶寒发热，头痛无汗，腹痛吐泻，水肿，小便不利。

暑渴方

【方源】　《丹溪心法·卷一·中暑三（附暑风、注夏）》："戴云：暑风者，夏月卒倒，不省人事者是也。有因火者，有因痰者。火，君相二火也；暑，天地二火也。内外合而炎烁，所以卒倒也。痰者，人身之痰饮也，因暑气入而鼓激痰饮，塞碍心之窍道，则手足不知动蹑而卒倒也。此二者皆可吐。《内经》曰：火郁则发之。吐即发散也。量其虚实而吐之，吐醒后，可用清剂调治之。"

【组成】　生地黄、麦冬、牛膝、炒黄柏、知母、葛根、甘草。

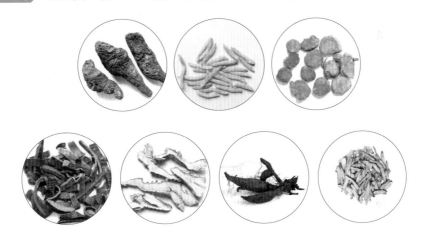

【用法】　上锉，水煎服。

【功用】　滋肾阴，清相火。

【主治】　暑证。

【方义方解】　暑渴方以生地黄、麦冬、牛膝、葛根滋阴生津止渴，炒黄柏、知母泻火，甘草调和诸药。滋阴与泻火合用，相得益彰，暑证得除。

【运用】

1. **辨证要点**　临床以发热口渴，神疲气短，心烦头晕，汗出，小便短黄，舌红、苔黄干为辨证要点。

2. **加减变化**　暑热伤津者加天冬、石斛以养阴生津，汗多者加黄芪、五味子、牡蛎、浮小麦以益气敛汗，头晕、呕吐明显者加藿香、佩兰、石菖蒲以解暑和胃利窍。

【方论精粹】

《丹溪心法》："相火易起，五性厥阳之火相扇，则妄动矣。火起于妄，变化莫测，无时不有，煎熬真阴，阴虚则病，阴绝则死。君火之气，经以暑与湿言之。相火之气，经以火言之，盖表其暴悍酷烈，有甚于君火者也。故曰：相火，元气之贼。"

麦 冬

药材档案

【别名】麦冬、寸冬、韭叶麦冬。

【药材特征】本品呈纺锤形，两端略尖，长 1.5 ~ 3 厘米，直径 0.3 ~ 0.6 厘米。表面黄白色或淡黄色，有细纵纹。质柔韧，断面黄白色，半透明，中柱细小。气微香，味甘、微苦。

【性味归经】甘、微苦，微寒。归心、肺、胃经。

【功效主治】养阴生津，润肺清心。用于肺燥干咳，阴虚痨嗽，喉痹咽痛，津伤口渴，内热消渴，心烦失眠，肠燥便秘。

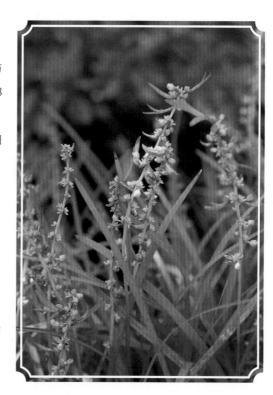

祛火方

左金丸

【方歌】

> 左金茱连六一丸，肝经火郁吐吞酸；
> 再加芍药名戊己，热泻热痢服之安；
> 连附六一治胃痛，寒因热用理一般。

【方源】 《丹溪心法·卷一·火六》卷1："治肝火。一名回令丸。"

【组成】 黄连180克，吴茱萸30克。

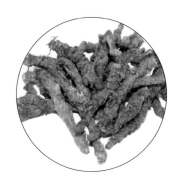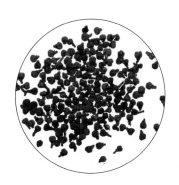

【用法】 上药为末，水丸或蒸饼为丸，白汤下五十丸（6克）。现代用法：为末，水泛为丸，每服2～3克，温开水送服。亦可作汤剂，用量参考原方比例酌定。

【功用】 清泻肝火，降逆止呕。

【主治】 肝火犯胃证。胁肋疼痛，嘈杂吞酸，呕吐口苦，舌红苔黄，脉弦数。

【方义方解】 本方证是由肝郁化火，横逆犯胃，肝胃不和所致。肝之经脉布于胁肋，肝经自病则胁肋胀痛；犯胃则胃失和降，故嘈杂吞酸、呕吐口苦；舌红苔黄，脉象弦数乃肝经火郁之候。《素问·至真要大论》说"诸逆冲上，皆属于火""诸呕吐酸，暴注下迫，皆属于热。"火热当清，气逆当降，故治宜清泻肝火为主，兼以降逆止呕。方中重用黄连为君，清泻肝火，使肝火得清，自不横逆犯胃；黄连亦善清泻胃热，胃火降则其气自和，一药而两清肝胃，标本兼顾。然气郁化火之证，纯用大苦大寒既恐郁结不开，又虑折伤中阳，故又少佐辛热之吴茱萸，一者疏肝解郁，以使肝气条达，郁结得开；一者反佐以制黄连之寒，使泻火而无凉遏之弊；一者取其下气之用，以和胃降逆；一者可引领黄连入肝经。如此一味而功兼四用，以为佐使。二药合用，共收清泻肝火，降逆止呕之效。

本方的配伍特点是辛开苦降，肝胃同治，泻火而不至凉遏，降逆而不碍火郁，相反相成，使肝火得清，胃气得降，则诸症自愈。

【方解】

君	黄连（苦寒）	一者清泻肝火，肝火得清，自不横逆犯胃。
		再者可清胃火，胃火降则其气自降，标本兼顾，一举两得。
佐 使	吴茱萸	助黄连和胃降逆；其性辛热，制黄连之性寒，相伍则泻火而无凉遏之弊。

◆二味配合，一寒一热，苦降辛开，以收相反相成之效。

【运用】

1. **辨证要点** 本方是治疗肝火犯胃、肝胃不和证的常用方，临床应用以呕吐吞酸、胁痛口苦、舌红苔黄、脉弦数为辨证要点。

2. **加减变化** 黄连与吴茱萸用量比例为6：1。胁肋疼甚者，可合四逆散以加强疏肝和胃的功效；吞酸重者，加煅瓦楞、乌贼骨以制酸止痛。

3. **现代运用** 本方常用于食道炎、胃炎、胃溃疡等属肝火犯胃者。

4. **使用注意** 吞酸属虚寒者忌用。

【方论精粹】

1. 吴昆《医方考》："左金者，黄连泻去心火，则肺金无畏，得以行令于左以平肝，故曰左金。吴茱萸气燥味辛性热，故用之以为反佐。以方君一臣一，制小其服者，肝邪未盛也。"

2. 汪昂《医方集解》："此足厥阴药也。肝实则作痛，心者肝之子，实则泻其子，故用黄连泻心清火为君，使火不克金，金能制木，则肝平矣；吴茱萸辛热，能入厥阴肝，行气解郁，又能引热下行，故以为反佐。一寒一热，寒者正治，热者从治。"

3. 王子接《绛雪园古方选注》："经脉循行，左升右降，药用苦辛，肃降行于升道，故曰左金。吴茱萸入肝散气，降下甚捷；川黄连苦燥胃中之湿，寒胜胃中之热，乃损其气以泄降之，七损之法也。当知可以治实，不可以治虚，若误论虚实而用之则误矣。"

4. 吴谦等《医宗金鉴·删补名医方论》："左金丸独用黄连为君，从实则泻子之法，以直折其上炎之势。吴茱萸从类相求，引热下行，并以辛燥开其肝郁，惩其扞格，故以为佐。然必本气实而土不虚者，庶可相宜。"

5. 秦伯未《谦斋医学讲稿》："方中黄连入心，吴茱萸入肝，黄连的用量六倍于吴萸，故方解多作实则泻其子，并以吴茱萸为反佐药。我认为肝火证很少用温药反佐，黄连和吴茱萸归经不同，也很难这样解释。从效果研究，以吞酸嘈杂最为明显，其主要作用应在于胃。黄连本能苦降和胃，吴茱萸亦散胃气郁结，类似泻心汤的辛苦合用。故吞酸而兼有痰湿粘涎的，酌加吴茱萸用量，效果更捷。"

地骨皮散

【方源】 《丹溪心法·卷一·火六》："地骨皮散治浑身壮热,脉长而滑,阳毒火炽发渴。"

【组成】 地骨皮、茯苓各15克,柴胡、黄芩、生地黄、知母各30克,石膏60克,羌活、麻黄各22.5克。

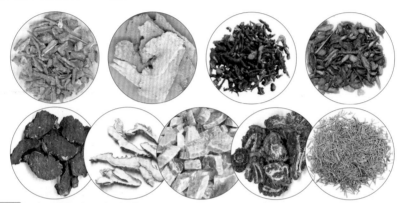

【用法】 每服30克,加生姜少许煎服。

【功用】 清热生津,除烦止渴。

【主治】 阳毒火炽,浑身壮热,脉长而滑,心烦口渴。

【方义方解】 本方用治实证为主,方中以知母、石膏为君,以清退实热,泻火除烦止渴。以柴胡、茯苓等为臣,以疏肝胆之热,清热利湿。以羌活、麻黄为佐,以发汗解表退热,助热清退。地骨皮退虚热骨蒸,茯苓宁心安神,生地黄养阴退热,此三药既清热又使阳得养,避免清热太过而津伤。诸药合用,共奏清热生津,除烦止渴之效,使邪热得去,阴液复来,诸症自愈。

本方与白虎汤俱能清热生津,但白虎汤证属阳明经热甚大热大汗,热在气分,而本方则热在营分。

【运用】

1. **辨证要点** 临床以浑身壮热,面红目赤,心烦口渴,舌红绛、苔黄,脉长而滑为辨证要点。

2. **加减变化** 有汗者，去羌活、麻黄。

3. **现代运用** 常用于乙型脑炎、流行性脑脊髓膜炎、败血症、肠伤寒或其他热性病。

君	知母	清退实热，泻火除烦止渴	诸药合用，共奏清热生津，除烦止渴之效
	石膏		
臣	柴胡	疏肝胆之热，清热利湿	
	茯苓		
佐	羌活	发汗解表退热	
	麻黄		
	地骨皮	退虚热骨蒸	
	生地黄	养阴退热	

——丹溪妙治——
火

火，阴虚火动难治。火郁当发，看何经，轻者可降，重者则从其性而升之。实火可泻，黄连解毒之类；虚火可补，小便降火极速。凡气有余便是火，不足者是气虚。火急甚重者，必缓之以生甘草，兼泻兼缓，参术亦可。人壮气实火盛颠狂者，可用正治，或硝黄冰水之类；人虚火盛狂者，以生姜汤与之，若投冰水正治，立死。有补阴即火自降，炒黄柏、生地黄之类。凡火盛者，不可骤用凉药，必兼温散。

可发有二，风寒外来者可发，郁者可发。气从左边起者，乃肝火也；气从脐下起者，乃阴火也；气从脚起入腹如火者，乃虚之极也。盖火起于九泉之下，多死。（一法）用附子末，津调，塞涌泉穴，以四物汤加降火药服之，妙。阴虚证本难治，用四物汤加炒黄柏，降火补阴，龟甲补阴，乃阴中之至阴也。四物加白马胫骨，降阴中火，可代黄连、黄芩、黄连、黄芩、栀子、大黄、黄柏降火，非阴中之火不可用。生甘草缓火邪；木通下行，泻小肠火；人中白泻肝火，须风露中二三年者；人中黄大凉，治疫病须多年者佳。

中气不足者，味用甘寒，栀子仁大能降火从小便泄去，其性能屈曲下降，人所不知，亦治瘀块中火邪。

治疟疾方

白芷石膏三物汤

【方源】 《丹溪心法·卷二·疟八》："白芷（一两），知母（一两七钱），石膏（四两）。上为粗末。每半两，水150毫升半，煎150毫升，温服。"

【组成】 白芷30克，知母51克，石膏120克。

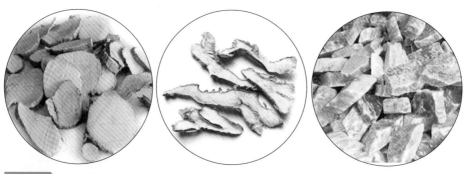

【用法】 上为粗末，水煎服。

【功用】 清热解表，生津除烦。

【主治】 疟疾，身热目痛，热多寒少，睡卧不安，脉长，以大柴胡汤下之后微邪未尽者。

【方义方解】 方中石膏辛、甘，大寒，解肌清热，除烦止渴，解毒泻火为君药。臣药知母苦、甘，寒，清热泻火，生津润燥。佐以味微苦、辛，性温，祛风解表之白芷。三药合用，共达清热解表，生津除烦之功。

君	石膏	解肌清热，除烦止渴，解毒泻火	三药合用，共达清热解表，生津除烦之功
臣	知母	清热泻火，生津润燥	
佐	白芷	祛风解表	

【方论精粹】

吴昆《医方考》："此条阳明证也，以其有热而无寒，或热多而寒少，故《机要》名为热疟。白芷所以解阳明之经，石膏所以清阳明之腑，知母所以养阳明之阴。虚者宜加人参。质实便燥者，此方不足与也，宜下之，用伤寒门大柴胡汤，后以本方调之。"

知 母
药材档案

【别名】地参、水须、淮知母、穿地龙。

【药材特征】本品呈长条状，微弯曲，略扁，偶有分枝，长3～15厘米，直径0.8～1.5厘米，一端有浅黄色的茎叶残痕。表面黄棕色至棕色，上面有一凹沟，具紧密排列的环状节，节上密生黄棕色的残存叶基，由两侧向根茎上方生长；下面隆起而略皱缩，并有凹陷或突起的点状根痕。质硬，易折断，断面黄白色。气微，味微甜、略苦，嚼之带黏性。

【性味归经】苦、甘，寒。归肺、胃、肾经。

【功效主治】清热泻火，滋阴润燥。用于外感热病，高热烦渴，肺热燥咳，骨蒸潮热，内热消渴，肠燥便秘。

秘方清脾丸

【方源】 《丹溪心法·卷二·疟八》："秘方清脾丸治疟，三日一发，或十日一发。"

【组成】 姜黄9克，白术45克，人参、槟榔、草果、莪术（醋炒）、厚朴各15克，黄芩、半夏、青皮各30克，甘草9克。

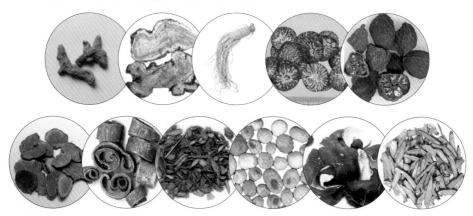

【用法】 上为末，饭丸如梧子大。每服60丸，以白汤下，日二服。

【功用】 祛邪截疟，和解表里。

【主治】 疟，三日一发，或十日一发。

【方义方解】 本方所治证因感受疟邪所致。槟榔味苦、辛，性温，归胃、大肠经，有行气，利水，截疟之效。草果味辛，性温，归脾、胃经，《本草求真》谓"草果…然此气味浮散，凡冒巅雾不正瘴疟，服之直入病所而皆有效"。二药燥湿除寒，杀虫截疟，共为君药。取黄芩清热解毒凉血，莪术、厚朴、青皮降气行滞，行水化湿，人参、白术健脾益气，共为臣药。佐以姜黄、半夏祛风散寒，破血行气，消痞散结，甘草清热解毒，缓急止痛，调和诸药。综观全方，祛邪截疟，祛风散寒，降气行滞，行水化湿，扶正益气，使疟邪得去，表邪得解，营卫调和，则诸症自除。

治疟病发渴方

【方源】 《丹溪心法·卷二·疟八》："又治疟病发渴。"

【组成】 生地黄、麦冬、天花粉、牛膝、知母、葛根、炒黄柏、生甘草。

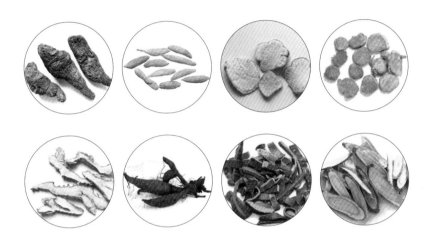

【用法】 水煎服。

【功用】 滋阴润燥。

【主治】 疟疾口渴。

君	生地黄	清热养阴，壮水生津	
臣	麦冬	甘寒清润，滋阴润燥	
	天花粉	清热润燥，生津止渴	
佐	牛膝	引热下行	诸药合用，共奏滋阴润燥之功
	知母	清热解毒	
	葛根	清热生津	
	黄柏	清热利湿	
使	生甘草	调和诸药	

【方义方解】 方中生地黄清热养阴，壮水生津为君药。麦冬甘寒清润，滋阴润燥；天花粉清热润燥，生津止渴，二药为臣药，增加君药滋阴作用。牛膝引热下行，知母清热解毒，葛根甘凉清热生津，炒黄柏清热利湿为佐药，使以生甘草调和诸药。

【运用】

1. 辨证要点 临床以寒热往来，肢体酸痛，胸闷呕恶，口渴心烦，大便秘结，小便短赤，舌红绛、苔少，脉弦数为辨证要点。

2. 使用注意 疟疾发作之后，遍身汗出，倦怠思睡，应注意拭干汗液，及时更换内衣，并让患者安然入睡。未发作之日，可在户外活动，但应避免过劳。饮食应爽口而富于营养，以增强患者的抗病能力。

地 黄

药材档案

【别名】山烟、酒壶花、山白菜、山烟根。

【药材特征】鲜地黄：呈纺锤形或条状，长 8 ~ 24 厘米，直径 2 ~ 9 厘米。外皮薄，表面浅红黄色，具弯曲的纵皱纹、芽痕、横长皮孔样突起及不规则疤痕。肉质，易断，断面皮部淡黄白色，可见橘红色油点，木部黄白色，导管呈放射状排列。气微，味微甜、微苦。

生地黄：多呈不规则的团块状或长圆形，中间膨大，两端稍细，有的细小。长条状，稍扁而扭曲，长 6 ~ 12 厘米，直径 2 ~ 6 厘米。表面棕黑色或棕灰色，极皱缩，具不规则的横曲纹。体重，质较软而韧，不易折断，断面棕黑色或乌黑色，有光泽，具黏性。气微，味微甜。

【性味归经】鲜地黄：甘、苦、寒，归心、肝、肾经。生地黄：甘，寒，归心、肝、肾经。熟地黄：甘，微温，归心、肝、肾经。

【功效主治】鲜地黄：清热生津，凉血，止血；用于热病伤阴，舌绛烦渴，温毒发斑，吐血，衄血，咽喉肿痛。生地黄：清热凉血，养阴生津；用于热入营血，温毒发斑，吐血衄血，热病伤阴，舌绛烦渴，津伤便秘，阴虚发热，骨蒸劳热，内热消渴。熟地黄：滋阴补血，益精填髓，用于肝肾阴虚，腰膝酸软，骨蒸潮热，盗汗遗精，内热消渴，血虚萎黄，心悸怔忡，月经不调，崩漏下血，眩晕，耳鸣，须发早白。

治疟寒热头痛方

【方源】　《丹溪心法·卷二·疟八》："又治疟，寒热头痛如破，渴饮冰水，外多汗出。"

【组成】　人参、白术、黄芪、黄芩、黄连、栀子、川芎、苍术、半夏、天花粉。

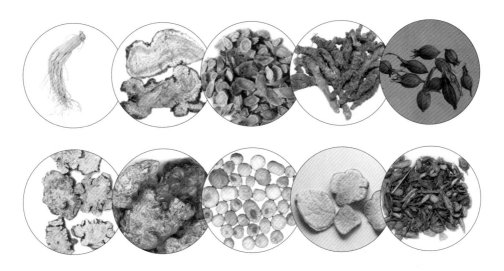

【用法】　入姜3片，水煎服。

【功用】　清热燥湿，化浊解毒。

【主治】　瘟疫或疟疾，邪伏膜原证。

【方义方解】　方用黄芩、黄连苦寒，清热燥湿，栀子清泄三焦之热，共为君药。臣以川芎上行头目，为治头痛之要药。人参、天花粉清热润燥，生津止渴；白术、苍术健脾祛湿；半夏燥湿化痰为佐药。全方合用，共奏开达膜原，辟秽化浊，清热解毒之功，可使秽浊得化，热毒得清，阴津得复，则邪气溃散。

君	黄芩	清热燥湿	诸药合用，共奏清热燥湿、化浊解毒之功
	黄连		
	栀子	清泄三焦之热	
臣	川芎	活血行气，祛风止痛	
	黄芪	补气固表，托毒排脓	
佐	人参	清热润燥，生津止渴	
	天花粉		
	白术	健脾祛湿	
	苍术		
	半夏	燥湿化痰	

【运用】

1. **辨证要点**　临床以寒热往来，反复发作，发有定时，先恶寒，甚者寒战，继则壮热，最后汗出通身，热退身和，同时伴有头痛如裂，周身乏力，肢体疼痛，口渴引饮。如此反复发作，脉弦为辨证要点。

2. **使用注意**　疟疾发作之后，遍身汗出，倦怠思睡，应注意拭干汗液，及时更换内衣，并让患者安然入睡。未发作之日，可在户外活动，但应避免过劳。饮食应爽口而富于营养，以增强患者的抗病能力。

人　参

药材档案

【别名】黄参、地精、神草。

【性味归经】甘、微苦，微温。归脾、肺、心、肾经。

【功效主治】大补元气，复脉固脱，补脾益肺，生津养血，安神益智。用于体虚欲脱，肢冷脉微，脾虚食少，肺虚喘咳，津伤口渴，内热消渴，气血虚亏，久病虚羸，惊悸失眠，阳痿宫冷。

治痢疾方

痢疾方

【方源】 《丹溪心法·卷二·痢九》。

【组成】 黄连、滑石、生地黄、白芍、苍术、白术、当归、青皮、黄芩。

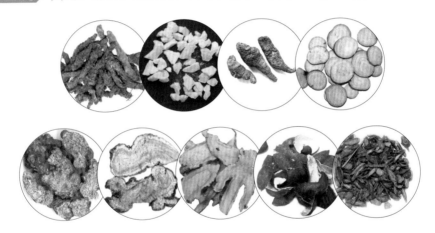

【用法】 上锉，水煎。

【功用】 清热燥湿，泻火解毒，调气活血。

【主治】 湿热、疫毒结于肠腑，气血壅滞。

【方义方解】 本方所治证属湿热、疫毒结于肠脑，气血壅滞。方用黄连味苦，性寒，无毒，《雷公炮制药性解》云"主心火炎，目疾暴发，疮疡红肿，肠红下痢，痞满泄泻小儿疳热，消口中疮，惊悸烦躁，天行热疾"；黄芩气平，味苦，无毒，《本草经解》曰"主诸热，黄疸，肠游泻痢，逐水，下血闭，恶疮疽蚀，火疡"；苍术味苦，气寒，入足少阳胆、足厥阴肝经，《长沙药解》云"苍术能清相火而断下利，泻甲木而止上呕，除少阳之痞热，退厥阴之郁蒸"。三药为君药，共奏清热燥湿，泻火解毒之功。生地黄味甘、苦，性寒，无毒，入心、肝、脾、肺四经，功善清热生津，滋阴养血；滑石气寒，味甘，无毒，利尿通淋，清热解暑；青皮气温，味辛、苦，无毒，其主气滞者，味辛入肺，肺主气，而辛温能通也。下食者，饮食入胃，散精于肝，气温入肝，肝能散精，食自下也。辛能散，温能行，积者破而结者解矣，善疏肝破气；白芍酸涩，养血柔肝，故能泻水中之火。君臣相配，共奏清热燥湿，滋阴养血之功。当归、白术补血活血，健脾益气。综观全方，清热毒，渗湿浊，活血行气，滋阴养血，清热燥湿而不伤阴，滋阴养血而不敛邪，使湿热、疫毒得除，脾健而气血足，则诸症可解。

君	黄连	味苦、性寒	三药合用，共奏清热燥湿，泻火解毒之功	诸药合用，共奏清热燥湿、泻火解毒、调气活血之功
	黄芩	气平，味苦		
	苍术	味苦，气寒		
臣	生地黄	味甘、苦，性寒，清热生津，滋阴养血		
	滑石	气寒，味甘，无毒，利尿通淋，清热解暑		
	青皮	气温入肝，疏肝破气		
	白芍	酸涩，养血柔肝		
佐	当归	补血活血，健脾益气		
	白术			

【运用】

1. **辨证要点**　临床以腹部疼痛，里急后重，痢下赤白脓血，腥臭，肛门灼热，小便短赤，舌苔黄腻，脉滑数为辨证要点。

2. **加减变化**　里急后重，加黄连、滑石，加桃仁、槟榔。甚者，大黄；呕者，用姜汁、半夏。

戴人木香槟榔丸

【方歌】

> 木香槟榔青陈皮，黄柏黄连莪枳齐；
> 大黄黑丑兼香附，热滞泻痢皆相宜。

【方源】 《丹溪心法·卷二·痢九》："痢赤属血，白属气。有身热、后重、腹痛、下血。身热挟外感，小柴胡汤去人参。后重积与气坠下之故，兼升兼消，宜木香槟榔丸之类。"

【组成】 大黄15克，木香、槟榔、青皮、陈皮、莪术、枳壳、黄连、黄柏各30克，牵牛子、香附各60克。

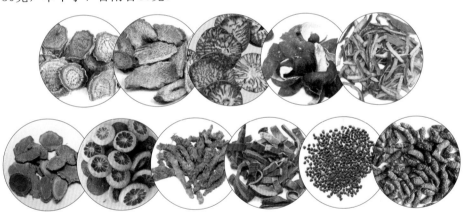

【用法】 以上诸药共为细末，水泛为丸，每次服6克，生姜汤或温开水送下，每日2次。

【功用】 行气导滞，攻积泄热。

【主治】 湿热积滞证。脘腹痞满胀痛，赤白痢，里急后重，或大便秘结，舌苔黄腻，脉沉实。

【方义方解】 方中木香、香附通行三焦气滞，青皮、陈皮疏理肝胃之气，黄连、黄柏清热燥湿，槟榔、牵牛下气导滞，枳壳下气宽肠，莪术破血中滞气，大黄攻积通便。诸药配伍，共奏行气导滞，攻积泄热之功。

【运用】

1. **辨证要点**　本方行气攻积之力较强，适用于湿热食积之重证。以脘腹胀满、大便秘结或痢下赤白、里急后重、苔黄腻、脉沉实为辨证要点。

2. **加减变化**　气滞腹胀、疼痛明显者，加砂仁、厚朴以行气消胀；食积不化、嗳腐厌食者，加麦芽、山楂、鸡内金以消食和胃。

3. **现代运用**　急慢性胆囊炎、急性胃肠炎、急性细菌性痢疾、早期肝硬化属湿热食积者，可予本方加减治之。

4. **使用注意**　本方药多破泄，宜用于积滞较重而形气俱实者；对于脾胃虚弱及孕妇当予慎用或禁用。

【附方】　秘方化滞丸（《丹溪心法附余》）：南木香（坚实者，不见火）、丁香（去苞，不见火）、青皮（四花者，去瓤）、红橘皮（水浸，去白）、黄连（大者）、半夏曲（拣白净半夏研末，生姜自然汁和为饼，晒干）各7.5克，京三棱（慢火煨）、莪术（慢火煨）各15克。上药八味，晒干，和研为细末。用巴豆去壳，滚汤泡，逐一研开，去心膜，以瓦器盛，用好醋浸过一宿，慢火熬至醋干，称18克重，研细，将前药末和入再研令匀。再加乌梅用肉厚者，打碎核，细锉，火焙干，为细末，称15克重，用米醋调略清，慢火熬成膏，和入前药，上统和匀了，用白面24克，水调成糊为丸，如粟米大。每服5～7丸，体强10丸，五更空腹时用橘皮汤调下。功用：理气化积。主治：食积气滞，心腹胀痛。孕妇勿服。

【方论精粹】

吴昆《医方考》："《内经》曰'湿淫所胜，平以苦热'，故用木香；热者寒之，故用黄连、黄芩、黄柏；抑者散之，故用青、陈、香附；强者泻之，故用大黄、丑末；逸者行之，故用槟榔、枳壳；留者攻之，故用莪术、三棱；燥者濡之，故用当归。是方也，惟质实者堪与之，虚者非所宜也，故曰虚者十补，勿一泻之。"

泻痢带白方

【方源】 《丹溪心法·卷二·痢九》："孙郎中因饮水过多,腹胀,泻痢带白。"

【组成】 苍术、白术、厚朴、茯苓、滑石各等份。

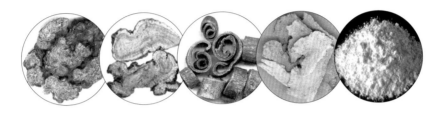

【用法】 水煎,下保和丸。

【功用】 燥湿健脾,行气祛湿。

【主治】 腹胀,泻痢带白。

【方义方解】 病机为寒湿之邪侵及肠胃,气血瘀滞,腑气通降不利,故腹痛胀满,里急后重;寒邪所致,故喜温暖;寒湿之邪交阻大肠,经络受损,则下痢白多赤少或纯白冻。本方主治湿滞脾胃,脾为太阴湿土,居中州而主运化,其性喜燥恶湿,湿邪滞于中焦,则脾运不健,且气机受阻,湿邪中阻,下注肠道,则为泄泻。治当燥湿运脾为主,兼以行气和胃,使气行则湿化。方中以苍术为君药,以其辛香苦温,入中焦能燥湿健脾,使湿去则脾运有权,脾健则湿邪得化。湿邪阻碍气机,且气行则湿化,故方中臣以厚朴。本品芳化苦燥,长于行气除满,且可化湿,与苍术相伍,行气以除湿,燥湿以运脾,使滞气得行,湿浊得去。白术、茯苓健脾运湿以止泻,俱为臣药,以助苍术、厚朴之力。滑石善能滑利窍道,清热渗湿,利水通淋,《药品化义》谓之"体滑主利窍,味淡主渗热"。综合全方,燥湿与行气并用,而以燥湿为主。燥湿以健脾,行气以祛湿,使湿去脾健,气机调畅,泻痢自止。

君	苍术	辛香苦温，入中焦能燥湿健脾，使湿去则脾运有权，脾健则湿邪得化	二药相伍，行气以除湿，燥湿以运脾，使滞气得行，湿浊得去	诸药合用，共奏燥湿健脾、行气祛湿之功
臣	厚朴	芳化苦燥，长于行气除满，且可化湿		
	白术	健脾运湿以止泻	以助苍术、厚朴之力	
	茯苓			
佐	滑石	清热渗湿，利水通淋		

【运用】

1. **辨证要点**　临床以腹痛胀满，喜温暖，下痢白多赤少或纯白冻，舌质淡、苔白腻，脉濡缓为辨证要点。

2. **加减变化**　加炒曲、甘草。

3. **使用注意**　痢疾的调护，应做好床旁隔离，视病情适当休息，饮食宜忌很重要，一般宜食清淡易消化之食品，忌食荤腥油腻难消化之物。

苍 术
药材档案

【别名】赤术、仙术、茅术、青术。

【药材特征】茅苍术：呈不规则连珠状或结节状圆柱形，略弯曲，偶有分枝，长 3 ~ 10 厘米，直径 1 ~ 2 厘米。表面灰棕色，有皱纹、横曲纹及残留须根，顶端具茎痕或残留茎基。质坚实，断面黄白色或灰白色，散有多数橙黄色或棕红色油室，暴露稍久，可析出白色细针状结晶。气香特异，味微甘、辛、苦。

北苍术：呈疙瘩块状或结节状圆柱形，长 4 ~ 9 厘米，直径 1 ~ 4 厘米。表面黑棕色，除去外皮者黄棕色。质较疏松，断面散有黄棕色油室。香气较淡，味辛、苦。

【性味归经】辛，苦，温。归脾、胃、肝经。

【功效主治】燥湿健脾，祛风散寒，明目。用于湿阻中焦，脘腹胀满，泄泻，水肿，脚气痿躄，风湿痹痛，风寒感冒，夜盲，明目昏涩。

下痢纯血方

【方源】 《丹溪心法·卷二·痢九》："治小儿八岁，下痢纯血，作食积治。"

【组成】 苍术、白术、黄芩、滑石、白芍、茯苓、甘草、陈皮、神曲（炒）。

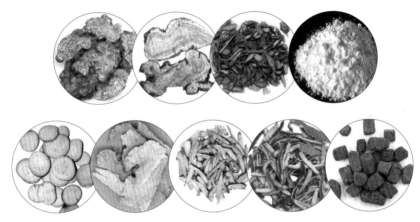

【用法】 水煎，下保和丸。

【功用】 清利湿热，凉血解毒。

【主治】 小儿下痢纯血。

【方义方解】 本方所治证属邪蕴肠腑，伤及血分。方中苍术，味辛、苦，性温，归脾、胃、肝经，燥湿健脾；白术，苦、甘、温，归脾、胃经，健脾益气，燥湿。二药合用为君药，健脾燥湿。黄芩，苦、寒，归心、胃、大肠经，擅长清中焦湿热，为治湿热痢疾之要药，具有清热燥湿，泻火解毒，凉血止血之功；滑石，甘、淡、寒，归膀胱、肺、胃经，清热，祛湿敛疮；茯苓，甘、淡、平，归心、脾、肺、肾经，健脾，渗湿利水；陈皮，味苦、辛，性温，归肺、脾经，理气健脾，燥湿化痰。上药为臣，助君药清利湿热，凉血解毒。白芍，止痛，敛阴；神曲，消食化积，为佐。甘草养阴液，调和诸药为使。小儿脾胃常虚而致食积，故以保和丸服。

下痢纯血方、白头翁汤均有清利湿热，凉血解毒之功。后者无消食化积之功，前者既有清利湿热，凉血解毒之功，又有消食化积之功。故对小儿邪蕴肠腑，伤及血分而下痢纯血者适用于此方。

君	苍术	燥湿健脾	二药相伍，健脾燥湿	诸药合用，共奏清利湿热、凉血解毒之功
	白术	健脾益气，燥湿		
臣	黄芩	清热燥湿，泻火解毒，凉血止血	四药助君药清利湿热，凉血解毒	
	滑石	清热，祛湿敛疮		
	茯苓	理气健脾，燥湿化痰		
	陈皮	理气健脾，燥湿化痰		
佐	白芍	止痛，敛阴		
	神曲	消食化积		
使	甘草	养阴液，调和诸药		

【运用】

1. **辨证要点**　临床以起病急，壮热口渴，头痛烦躁，恶心呕吐，腹胀，大便频，痢下鲜紫脓血，或神昏惊厥，舌质红绛、舌苔干燥，脉滑数或微欲绝为辨证要点。

2. **使用注意**　赤多者重用血药。

白　术
药 材 档 案

【别名】于术、山连、浙术、冬白术、山姜、天蓟。

【性味归经】苦、甘，温。归脾、胃经。

【功效主治】健脾益气，燥湿利水，止汗，安胎。用于脾虚食少，腹胀泄泻，痰饮眩悸，水肿，自汗，胎动不安。土炒白术健脾，和胃，安胎。用于脾虚食少，泄泻便溏，胎动不安。

治泄泻方

痛泻要方

【方歌】

痛泻要方陈皮芍，防风白术煎丸酌；
补泻并用理肝脾，若作食伤医便错。

【方源】 《丹溪心法·卷二·泄泻十》："治痛泄。"

【组成】 白术（炒）90克，白芍（炒）60克，陈皮（炒）45克，防风30克。

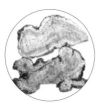 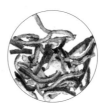 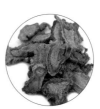

【用法】 上细切，分作八服，水煎或丸服。现代用法：作汤剂，水煎服，用量按原方比例酌减。

【功用】 补脾柔肝，祛湿止泻。

【主治】 痛泻证。肠鸣腹痛，大便泄泻，泻必腹痛，泻后痛减，反复发作，舌苔薄白，脉两关不调、弦而缓。

【方义方解】 痛泻之证由土虚木乘，肝脾不和，脾运失常所致。《医方考》说："泻责之脾，痛责之肝；肝责之实，脾责之虚。脾虚肝实，故令痛泻。"其特点是泻必腹痛，治宜补脾抑肝，祛湿止泻。方中白术苦甘而温，补脾燥湿以治土虚，为君药。白芍酸寒，柔肝缓急止痛，与白术相配，于土中泻木，为臣药。陈皮辛苦而温，理气燥湿，醒脾和胃，为佐药。配伍少量防风，具升散之性，与术、芍相伍，辛能散肝郁，香能舒脾气，且有燥湿以助止泻之功，又为脾经引经之药，故兼具佐使之用。四药相合，可以补脾胜湿而止泻，柔肝理气而止痛，使脾健肝柔，痛泻自止。

君	白术	补脾燥湿以治土虚	两药相配，于土中泻木	四药相合，可以补脾胜湿而止泻，柔肝理气而止痛，使脾健肝柔，痛泻自止
臣	白芍	柔肝缓急止痛		
佐	陈皮	理气燥湿，醒脾和胃		
佐使	防风	辛能散肝，香能舒脾，风能胜湿，为理脾引经要药		

【运用】

1. **辨证要点**　本方系治疗痛泻的常用方剂，以腹痛泄泻、泻则痛减、反复发作、脉弦而缓为辨证要点。

2. **加减变化**　舌苔黄腻者，加黄连以清热；久泻者，加升麻，升清阳以止泻。

3. **现代运用**　本方常用于治疗过敏性结肠炎、急性肠炎、慢性结肠炎、神经性腹泻、小儿消化不良腹泻等病属于肝旺脾虚者。

【方论精粹】

1. 汪昂《医方集解》："此足太阴、厥阴药也。白术苦燥湿，甘补脾，温和中；芍药寒泻肝火，酸敛逆气，缓中止痛；防风辛能散肝，香能舒脾，风能胜湿，为理脾引经要药；陈皮辛能利气，炒香尤能燥湿醒脾，使气行则痛止。数者皆以泻木而益土也。"

2. 汪绂《医林纂要探源》："此治痛泻不止也，责之肝木乘脾。白芍固以泻肝，而陈皮、防风则补肝药。肝木既有余，而又用此何也？曰泻之者，泻其乘脾也；补之亦使之不至于乘脾也。譬之林木，繁密冗杂，落叶秽积，则水湿壅而不消，故芍药以泻之，所以芟夷芜秽而水湿不留也；其有嘉木则益为培植，以使之畅茂条达焉。木既条直上达，则枝叶扶疏，而自不至于下壅，土气亦益舒不留湿矣。故陈皮、防风以升之，亦所以和脾而去湿。今人多以陈皮、防风为泻木，又谓防风为理脾引经要药，殆不然矣。水泻不止，故甘以补之；痛泻不止，故辛以行之。皆主于理脾去湿而已。"

四苓散

【方歌】

> 四苓散治太阳腑，白术泽泻猪茯苓；
> 四药等份为细末，健脾除湿服之灵。

【方源】 《丹溪心法·卷二·泄泻十》："泄泻，有湿、火、气虚、痰积。湿用四苓散加苍术，甚者苍白二术同加，炒用燥湿兼渗泄；火用四苓散加木通、黄芩，伐火利小水；痰积宜豁之，用海粉、青黛、黄芩，神曲糊丸服之。"

【组成】 茯苓、猪苓、泽泻、白术。

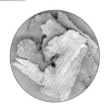 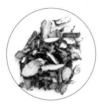 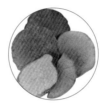 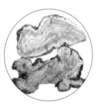

【用法】 上药等份，共为细末。每服6克，空腹调服。如用饮片作汤剂，各药用量按常规剂量酌定。

【功用】 健脾除湿。

【主治】 脾虚湿阻，小便短少，大便溏泄。

【方义方解】 脾虚运化失常，故湿生于内，令人溏泄；湿并于膀胱，膀胱气化失常，故小便不利。方中重用泽泻为君，以其甘淡，直达肾与膀胱，利水渗湿。臣以茯苓、猪苓之淡渗，增强其利水渗湿之力。佐以白术和茯苓健脾以运化水湿。

【运用】

1. **辨证要点** 主要用于治疗脾虚湿阻，尿少便溏。临床应用以小便短少、大便溏泄，兼有疲乏无力、舌苔白腻，为其辨证要点。

2. **加减变化** 疲乏无力较为明显，加党参、生薏米；便溏日久，加山药、扁豆；兼有寒邪、口淡溲清，加附子、桂枝；湿热下注、尿少而赤、便溏腥臭、舌苔黄腻，加车前子、滑石，或加黄柏、黄芩。

3. 现代运用 常用于治疗肾炎、尿潴留、心源性水肿、湿疹、天疱疮、疮疡流滋，又有用于治疗眩晕、视网膜病变等病证。

君	泽泻	利水渗湿	方用白术健脾以扶正治本，合以二苓、泽泻利水渗湿，以祛邪治标，为其配伍特点
臣	茯苓	增强泽泻利水渗湿之力	
	猪苓		
佐	白术	健脾以运化水湿	

【方论精粹】

吴昆《医方考》："湿生于内，水泻，小便不利者，此方主之。经曰：'湿胜则濡泄。'故湿生于内者，令人水泻；湿并于大肠，故小便不利。白术燥而淡，燥则能健脾，淡则能利湿；茯苓甘而淡，甘则能补中，而淡亦渗湿矣。猪苓枯而淡，泽泻咸而淡，枯者有渗利而无补益，咸者直能润下而兼渗利。丹溪曰：治湿不利小便，非其治也。"

茯 苓

药材档案

【别名】茯菟、松薯、茯灵、云苓。

【药材特征】茯苓皮：为削下的茯苓外皮，形状大小不一。外面棕褐色至黑褐色，内面白色或淡棕色。质较松软，略具弹性。

茯苓块：为去皮后切制的茯苓，呈块片状，大小不一。白色、淡红色或淡棕色。

【性味归经】甘、淡，平。归心、肺、脾、肾经。

【功效主治】利水渗湿，健脾，宁心。用于水肿尿少，痰饮眩悸，脾虚食少，便溏泄泻，心神不安，惊悸失眠。

治燥结方

导滞通幽汤

【方歌】

> 通幽汤中二地俱，桃仁红花归草濡；
> 升麻升清以降浊，噎塞便秘此方需。

【方源】 《丹溪心法·卷二·燥结十一》："导滞通幽汤治大便难，幽门不通，上冲，吸门不开，噎塞不便，燥秘，气不得下。治在幽门，以辛润之。"

【组成】 当归、升麻、桃仁泥各3克，生地黄、熟地黄各1.5克，甘草（炙）、红花各0.9克。

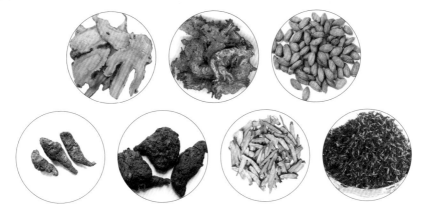

【用法】 上作一服，水煎。食前调槟榔末1.5克，或加麻仁泥3克。

【功用】 养阴润肠。

【主治】 产后便秘，老年性肠道津亏便秘。

【方义方解】 幽门不通浊邪上攻为本方的主证。此证多由瘀血内停幽门所致，因此，血瘀气滞为本方的兼证。胃不能受纳腐熟水谷，津液阴血则不足，血枯不润，大便难。故方中用当归、生地黄补血滋阴，润燥通便，为君药。熟地黄助君滋阴补血润燥；桃仁、红花活血祛瘀，润肠通便，共为臣药。升麻为阳明引经药，可引诸药入胃，且又可散郁热，升清阳，清阳升则浊阴自降，以加强通幽通便之功，为佐药。甘草益气和中调药，为佐使之药。诸药相配，共奏养血润燥，活血通幽之功。

君	当归	补血滋阴，润燥通便	诸药相配，共奏养阴润肠之功
	生地黄		
臣	熟地黄	助君滋阴补血润燥	
	桃仁	活血祛瘀，润肠通便	
	红花		
佐	升麻	清热消毒，升清阳	
使	炙甘草	和中生津	

【运用】

1. **辨证要点** 主要用于治疗瘀血阻滞，阴津不足所致的病证。临床应用以口干舌燥、大便秘结、脉细涩、舌暗苔灿，为其辨证要点。

2. **加减变化** 临床如见腹胀明显，加瓜蒌皮、川楝子、枳壳；大便硬结，加大黄、芒硝、番泻叶；气虚甚，加党参、黄芪、白术；疼痛剧烈，加三棱、莪术、乳香、没药。

3. **现代运用** 常用于治疗胃炎、食道痉挛、膈肌痉挛、幽门梗阻、胃癌、食道癌，也用于治疗肠粘连、术后肠麻痹、老年性粪便梗阻、产后便秘、慢性咽炎等病证。

当归润燥汤

【方歌】

> 导滞通幽二地俱，桃红归草升麻濡，
> 有加麻仁大黄者，当归润燥汤名殊。

【方源】 《丹溪心法·卷二·燥结十一》："治大便难，幽门不通，上冲，吸门不开，噎塞不便，燥秘，气不得下。治在幽门，以辛润之。"

【组成】 当归、升麻、桃仁泥各3克，生地黄、熟地黄、大黄各1.5克，甘草（炙）、红花各0.9克。

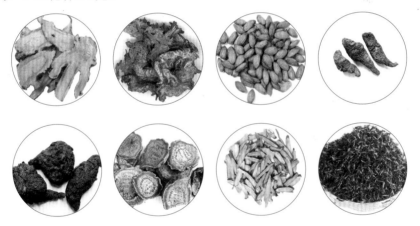

【用法】 上作一服，水煎。食前调槟榔末1.5克，或加麻仁泥3克。

【功用】 滋阴润燥，养血清热。

【主治】 胃热炽盛，耗伤阴血。

【方义方解】 方用当归甘温，大补阴血，又能润肠通便，尤宜血虚肠燥之大便干结，故为君药。熟地黄滋补阴血，又滋养肾阴；生地黄甘润苦泄寒清，入心肝血分，清热凉血，养阴生津。二者共为臣药，佐以大黄大苦大寒，一来清泄热结便秘，二来凉血活血。红花、桃仁活血化瘀，兼能润肠通便，增加当归润肠之力；升麻辛散透表，和生地黄相配，能透热养阴，故为佐药；

甘草调和诸药。诸药配伍，共奏滋阴润燥，清热养血之效。

君	当归	甘温，大补阴血，又能润肠通便	
臣	熟地黄	补阴血又滋养肾阴	诸药合用，共奏滋阴润燥，清热养血之效
	生地黄	清热凉血，养阴生津	
佐	大黄	清泄热结，凉血活血	
	红花	活血化瘀，兼能润肠通便	
	桃仁		
	升麻	辛散透表，和生地黄相配，能透热养阴	
使	甘草	调和诸药	

【运用】

1. **辨证要点** 临床以多食易饥，口干多饮，大便闭涩，舌红苔黄，脉实有力为辨证要点。

2. **现代运用** 常用于甲状腺功能亢进，糖尿病等属阴虚火旺者。

3. **注意事项** 脾胃虚弱，食少便溏者慎用。

升 麻

药材档案

【别名】周麻、周升麻、绿升麻、鸡骨升麻、鬼脸升麻。

【药材特征】本品为不规则的长形块状，多分枝，呈结节状，长 10 ~ 20 厘米，直径 2 ~ 4 厘米。表面黑褐色或棕褐色，粗糙不平，有坚硬的细须根残留，上面有数个圆形空洞的茎基痕，洞内壁显网状沟纹；下面凹凸不平，具须根痕。体轻，质坚硬，不易折断，断面不平坦。有裂隙，纤维性，黄绿色或淡黄白色。气微，味微苦而涩。

【性味归经】辛、微甘，微寒。归肺、脾、胃、大肠经。

【功效主治】发表透疹，清热解毒，升举阳气。用于风热头痛，齿痛，口疮，咽喉肿痛，麻疹不透，阳毒发斑，脱肛，子宫脱垂。

脾约丸

【方歌】

> 脾约丸治脾约证，枳朴杏黄蜜芍同。
> 肠燥津亏便难解，润肠泄热腑气通。

【方源】 《丹溪心法·卷二·燥结十一》："麻仁丸（脾约丸）治大便秘，风秘，脾约。"

【组成】 麻仁（研）34.5克，枳实、厚朴、白芍各60克，大黄（蒸）120克，杏仁（去皮麸炒，研）36克。

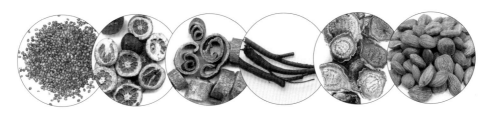

【用法】 上六味，蜜和丸，如梧桐子大，饮服十丸，日三服，渐加，以知为度（现代用法：上药为末，炼蜜为丸，每次9克，每日1～2次，温开水送服。亦可按原方用量比例酌减，改汤剂煎服）。

【功用】 润肠泄热，行气通便。

【主治】 胃肠燥热，脾约便秘证，大便干结，小便频数。

【方义方解】 本证乃因胃肠燥热，脾津不足所致，《伤寒论》称之为"脾约"。成无己说："约者，约结之约，又约束也。经曰：脾主为胃行其津液者也，今胃强脾弱，约束津液不得四布，但输膀胱，致小便数而大便硬，故曰其脾为约。"（《伤寒明理论》）根据"燥者润之""留者攻之"的原则，故当润肠泻实，宜润肠药与泻下药同用。方中麻子仁性味甘平，质润多脂，功能润肠通便，是为君药。杏仁上肃肺气，下润大肠。白芍养血敛阴，缓急止痛为臣。大黄、枳实、厚朴即小承气汤，以轻下热结，除胃肠燥热为佐。蜂蜜甘缓，既助麻子仁润肠通便，又可缓和小承气汤攻下之力，以为佐使。综观本方，虽用小承气以泻下泄热通便，而大黄、厚朴用量俱从轻减，更取质润多脂之麻仁、杏仁、白芍、白蜜等，一则益阴增液以润肠通便，使腑气通，津液行，二则甘润减缓小承气攻下之力。本方具有下不伤正、润而不腻、攻润相合的特点，以达润肠、通便、缓下之功，使燥热去，阴液复，而大便自调。

本方为丸剂，而且只服 10 小丸，依次渐加，均意在缓下，润肠通便。

君	麻子仁	润肠通便	
臣	杏仁	上肃肺气，下润大肠	诸药合用，共奏润肠泄热、行气通便之功
	白芍	养血敛阴，缓急止痛	
佐	大黄	即小承气汤，以轻下热结，除胃肠燥热	
	枳实		
	厚朴		
使	白蜜	甘缓，既助麻子仁润肠通便，又可缓和小承气汤攻下之力	

【运用】

1. **辨证要点**　本方为治疗胃肠燥热，脾津不足之脾约证的常用方，又是润下法的代表方。临床应用以大便秘结，小便频数，舌苔微黄少津为辨证要点。

2. **加减变化**　痔疮便秘者，可加桃仁、当归以养血和血，润肠通便；痔疮出血属胃肠燥热者，可酌加槐花、地榆以凉血止血；燥热伤津较甚者，可加生地黄、玄参、石斛以增液通便。

3. **现代运用**　本方常用于虚人及老人肠燥便秘、习惯性便秘、产后便秘、痔疮术后便秘等属胃肠燥热者。

4. 注意事项 本方虽为润肠缓下之剂,但含有攻下破滞之品,故年老体虚,津亏血少者,不宜常服,孕妇慎用。

【**附方**】 五仁丸(《世医得效方》):桃仁、杏仁(麸炒,去皮尖)各一两(各30克),松子仁一钱二分半(5克),柏子仁半两(15克),郁李仁一钱(3克),陈皮另研末,四两(120克)。将五仁别研为膏,入陈皮末同研匀,炼蜜为丸,如梧桐子大,每服五十丸(9克),食前米饮下(现代用法:五仁研为膏,陈皮为末,炼蜜为丸,每服9克,每日1~2次温开水送下)。功用:润肠通便。主治:津枯肠燥证。大便艰难,以及年老和产后血虚便秘,舌燥少津,脉细涩。

五仁丸和脾约丸均为润肠通便之剂,但五仁丸集富含油脂的果仁于一方,配伍理气行滞的陈皮,润下与行气相合,以润燥滑肠为用,善治津亏肠燥便秘;脾约丸以麻子仁、杏仁、蜂蜜、白芍益阴润肠为主,兼配小承气汤泻热通便,补中有泻,攻润相合,善于治疗肠胃燥热,脾津不足之脾约便秘。

【方论精粹】

1. 王子接《绛雪园古方选注》:"下法不曰承气,而曰麻仁者,明指脾约为脾土过燥,胃液日亡,故以麻、杏润脾燥,白芍安脾阴,而后以枳朴大黄承气法胜之,则下不亡阴。法中用丸渐加者,脾燥宜用缓法,以遂脾欲,非比胃实当急下也。"

2. 吴谦等《医宗金鉴·删补名医方论》:"成无己曰:'约者,约结之约,又约束也。'经曰:'饮入于胃,游溢精气,上输于脾,脾气散精,上归于肺,通调水道,下输膀胱,水精四布,五经并行。'今胃强脾弱,约束津液,不得四布,但输膀胱,小便数而大便硬,故曰脾约。麻仁甘平而润,杏仁甘温而润。经曰:'脾欲缓,急食甘以缓之。'本草曰:'润可去燥。是以麻仁为君,杏仁为臣。'枳实破结,厚朴泻满,故以为佐。芍药调中,大黄通下,故以为使。朱震亨曰:'既云脾约,血枯火燔津竭,理宜滋阴降火,津液自生,何秘之有?'此方惟热甚而禀实者可用,热微而虚者,愈致燥涸之苦矣。"

润肠丸

【方源】 《丹溪心法·卷五·秘方一百》："润肠丸能润血燥、大便不通。"

【组成】 麻子仁、当归、桃仁、生地黄、枳壳各30克。

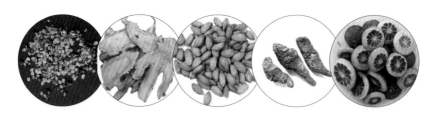

【用法】 上为末，蜜丸。

【功用】 润血燥，通大便，滋阴降火。

【主治】 血分燥热引起的面热唇红，口渴，便秘。

【方义方解】 本方所治证是因素体阴虚，或产后失血，血分燥热，肠道干枯失润，传导失司所致。方用麻子仁性味甘平，质润多脂，入脾、胃、大肠经，滋脾润肠而通便；当归甘温，润肠通便，养血补肝，《珍珠囊》言"当归治血秘、血燥，通润大便"；生地黄甘寒，清热养阴，壮水生津；生地黄滋阴凉血，当归养血，二者合一可滋养阴液，调节血气；桃仁味苦性平，润燥滑肠；枳壳疏导气机。诸药相合，共奏润燥养血通便之功。

祛痰方

参芦饮

【方歌】

> 参芦饮是丹溪方，竹沥新加效更良；
> 气虚体弱痰壅盛，服此得吐自然康。

【方源】 《丹溪心法·卷五·论吐法九十七》："人参芦煎汤，吐虚病。"

【组成】 人参芦。

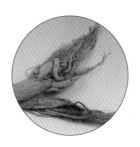

【用法】 研为末，水调下3～6克，或加竹沥和服。

【功用】 涌吐痰涎。

【主治】 治虚弱人，痰涎壅盛，胸膈满闷，温温欲吐，脉象虚弱者。

【方义方解】 参芦味苦辛温，其性缓和，能吐虚证痰涎，对体弱之人须吐者，用此最为适宜。《丹溪心法》中原方下有"或加竹沥和服"，可以增加滑痰之功，疗效可更好。

【运用】

1. **辨证要点** 主要用于治疗体虚痰涎壅盛，欲吐不得。临床应用以痰涎壅盛，而兼见气虚乏力、温温欲吐，为其辨证要点。

2. **现代运用**　常用于治疗各种需催吐痰涎的病证，又有用于治疗直肠脱垂等病证。

3. **注意事项**　本方涌吐力较弱，用于涌吐痰涎，服后宜用手指或筷子等探喉助吐。

【方论精粹】

1. 朱丹溪《丹溪心法》："人参补阳中之阴，芦反泻太阴之阳，亦犹麻黄根节不同。"

2. 汪昂《医方集解》："此手太阴、足太阳药也。经曰：'在上者因而越之。'痰涎上壅，法当涌之，病人虚羸，故以参芦代藜芦、瓜蒂，宣犹带补，不致耗伤元气也。"

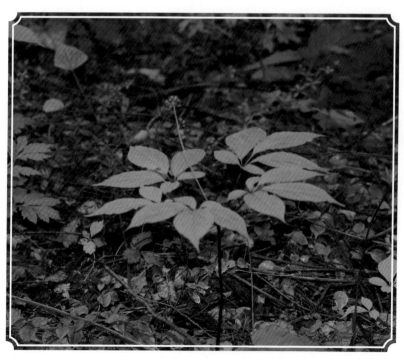

人参

黄瓜蒌丸

【方源】 《丹溪心法·卷二·痰十三》："黄瓜蒌丸治食积，痰壅滞，喘急。"

【组成】 瓜蒌仁、半夏、山楂、神曲（炒）各等份。

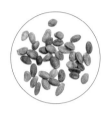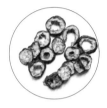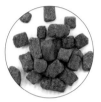

【用法】 上为末，瓜蒌水丸。姜汤、竹沥送下20～30丸。

【功用】 消食化积，燥湿化痰。

【主治】 食积胃脘，痰浊内生。

【方义方解】 本方所治证属食滞胃底，脾胃运化失司，津液布散失调，聚而成痰。方以山楂、神曲为君，入脾、胃经，能消食化积。山楂长于消化油腻肉食，神曲善消瓜果、蔬菜之积，食消则脾胃和，意在治本。臣用半夏，辛温而燥，既能燥湿以化痰，又能合胃以降逆平喘。瓜蒌仁甘寒质润，善润燥化痰，又能理气散结化积，顺畅津液之布散，为佐使。诸药相伍，积去食消，脾胃和，痰浊去，喘息平，标本兼治，则诸症自解。

君	山楂	消食化积	诸药合用，共奏消食化积、燥湿化痰之功
	神曲		
臣	半夏	辛温而燥，既能燥湿以化痰，又能合胃以降逆平喘	
佐使	瓜蒌仁	善润燥化痰，又能理气散结化积	

【运用】

1. **辨证要点**　临床以脘腹胀满，痰壅滞，喘急，舌淡、苔白腻，脉沉有力为辨证要点。

2. **现代运用**　常用于慢性肠胃炎，胃肠功能紊乱等属运化失调者。

3. **注意事项**　脘腹无积滞者不宜使用。

半 夏

药材档案

【别名】示姑、地茨菇、老鸹头、地珠半夏、羊眼半夏。

【药材特征】本品呈类球形，有的稍偏斜，直径 1～1.5 厘米。表面白色或浅黄色，顶端有凹陷的茎痕，周围密布麻点状根痕；下面钝圆，较光滑。质坚实，断面洁白，富粉性。气微，味辛辣、麻舌而刺喉。

【性味归经】辛，温，有毒。归脾、胃、肺经。

【功效主治】燥湿化痰，降逆止呕，消痞散结。用于湿痰寒痰，咳喘痰多，痰饮眩悸，风痰眩晕，痰厥头痛，呕吐反胃，胸脘痞闷，梅核气；生用外治痈肿痰核。姜半夏多用于降逆止呕。

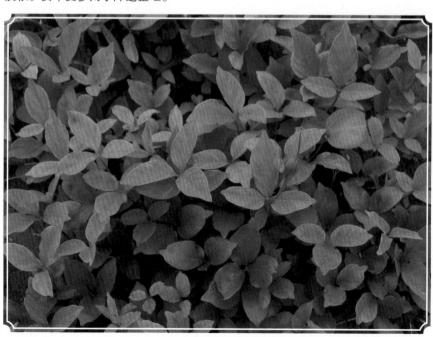

黄连化痰丸

【方源】 《丹溪心法·卷二·痰十三》："半夏（一两半），黄连（一两），吴茱萸（汤洗，一钱半），桃仁（二十四个，研），陈皮（半两）。上为末，曲糊丸绿豆大。每服一百丸，姜汤送下。"

【组成】 半夏45克，黄连30克，吴茱萸（汤洗）4.5克，桃仁（研）24个，陈皮15克。

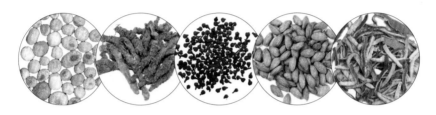

【用法】 上为末，面糊为丸，如绿豆大。每服100丸，姜汤送下。

【功用】 清泻肝火，健脾和胃。

【主治】 热痰，吐酸者。

【方义方解】 本方所治证属肝火犯胃，肝脾不和。方中黄连清肝火，泻胃热；吴茱萸制约黄连苦寒伐胃之性，并助黄连降逆止呕；半夏燥湿化痰，降逆和胃；陈皮理气化痰，与半夏同用，能祛痰湿，畅气机，和胃气；桃仁活血祛痰，润肠通便，使邪热有出路；以神曲糊丸以消食化积。全方共奏清泻肝火，健脾和胃之功。

【运用】

1. **辨证要点** 临床以胁肋胀痛，呕吐吞酸，嘈杂嗳气，口苦咽干，纳呆食少为辨证要点。

2. **现代运用** 用于神经性呕吐，急性胃炎，不完全性幽门梗阻等。

治湿痰方

【方歌】

> 苍术半夏术茯滑，当归川芎香附加；
> 健脾祛湿活气血，血海无阻通经佳。

【方源】 《丹溪心法·卷二·痰十三》。

【组成】 苍术9克，白术18克，香附4.5克，白芍（酒浸炒）7.5克。

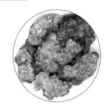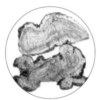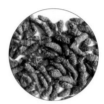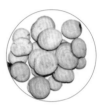

【用法】 上为末，蒸饼丸服。

【功用】 清热化痰。

【主治】 痰湿证。

【方义方解】 脾为太阴湿土，居中州而主运化，其性喜燥恶湿，湿邪滞于中焦，则脾运不健，且气机受阻，湿为阴邪，其性重着黏腻，故为肢体沉重，怠情嗜卧；湿邪中阻，下注肠道，则为泄泻。治当燥湿运脾为主，兼以行气，使气行则湿化。方中以苍术为君药，以其辛香苦温，入中焦能燥湿健脾，使湿去则脾运有权，脾健则湿邪得化。以白术为臣，助君药健脾祛湿，以治生痰之源。佐以香附解郁行气止痛，白芍敛阴止泻。诸药合用，脾得健运，痰湿自消。

君	苍术	燥湿健脾	
臣	白术	健脾祛湿	诸药合用，共奏清热化痰之功
佐	香附	解郁行气止痛	
	白芍	敛阴止泻	

【运用】

1. **辨证要点**　临床以腹痛，腹泻，四肢沉重，乏力倦怠，舌苔薄白，关脉不调为辨证要点。

2. **现代运用**　湿痰方加味治疗肥胖型多囊卵巢综合征。

香　附
药材档案

【别名】蓑草、香附米、莎草根、香附子、三棱草根。

【药材特征】本品多呈纺锤形，有的略弯曲，长2～3.5厘米，直径0.5～1厘米。表面棕褐色或黑褐色，有纵皱纹，并有6～10个略隆起的环节，节上有未除净的棕色毛须及须根断痕；去净毛须者较光滑，环节不明显。质硬，经蒸煮者断面黄棕色或红棕色，角质样；生晒者断面色白而显粉性，内皮层环纹明显，中柱色较深。点状维管束散在。气香，味微苦。

【性味归经】辛、微苦、微甘，平。归肝、脾、三焦经。

【功效主治】疏肝解郁，理气宽中，调经止痛。用于肝郁气滞，胸胁胀痛，疝气疼痛，乳房胀痛，脾胃气滞，脘腹痞闷，胀满疼痛，月经不调，经闭痛经。

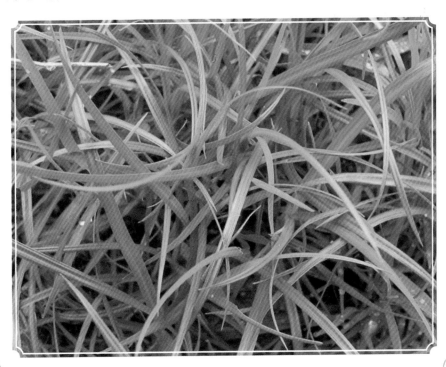

清膈化痰丸

【方源】 《丹溪心法·卷二·痰十三》。

【组成】 黄连、黄芩各30克，黄柏、栀子各15克，香附45克，苍术60克。

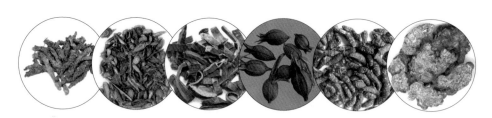

【用法】 上为末，蒸饼丸。白汤下。

【功用】 清热化痰。

【主治】 血热旺盛，肝气郁滞。

【方义方解】 方用黄连味苦，性寒，归心、脾、胃、肝、胆、大肠经；黄芩味苦，性寒，归肺、胆、脾、大肠、小肠经。二药相须，共具清热燥湿，泻火解毒之功，为君药。气郁化火，辅以栀子清热泻火，解毒凉血，为臣药。佐以香附疏肝解郁，理气宽中，调经止痛；苍术燥湿健脾，祛风散寒，明目。综观全方清热燥湿，泻火解毒，凉血，同时疏肝解郁，理气宽中，气机得以疏泄，则诸症自除。

君	黄连	清热燥湿，泻火解毒	诸药合用，共奏清热化痰之功
	黄芩		
臣	栀子	清热泻火，解毒凉血	
	黄柏	清热燥湿，泻火解毒	
佐	香附	疏肝解郁，理气宽中，调经止痛	
	苍术	燥湿健脾，祛风散寒，明目	

【运用】

1. **辨证要点** 临床以气滞血瘀,血脉不畅,心神被扰,气郁化火,舌红苔黄,脉弦为辨证要点。

2. **加减变化** 血瘀甚者,可加当归、川芎、桃仁;气滞甚者,可加王不留行、青皮、柴胡、砂仁、桔梗。

黄 芩

药 材 档 案

【别名】宿肠、腐肠、黄芩、子芩、黄金茶根、土金茶根。

【药材特征】本品呈圆锥形,扭曲,长 8 ~ 25 厘米,直径 1 ~ 3 厘米。表面棕黄色或深黄色,有稀疏的疣状细根痕,上部较粗糙,有扭曲的纵皱或不规则的网纹,下部有顺纹和细皱。质硬而脆,易折断,断面黄色,中心红棕色;老根中心呈枯朽状或中空,暗棕色或棕黑色。气微,味苦。

栽培品较细长,多有分枝。表面浅黄棕色,外皮紧贴,纵皱纹较细腻。断面黄色或浅黄色,略呈角质样。味微苦。

【性味归经】苦,寒。归肺、胆、脾、大肠、小肠经。

【功效主治】清热燥湿,泻火解毒,止血,安胎。用于湿温、暑湿,胸闷呕恶,湿热痞满,泻痢,黄疸,肺热咳嗽,高热烦渴,血热吐衄,痈肿疮毒,胎动不安。

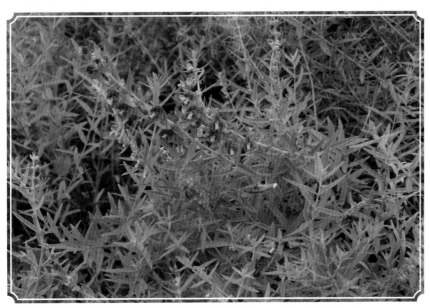

═ 治咳嗽方 ═

清化丸

【方源】 《丹溪心法·卷二·咳嗽十六（附肺痿肺痈）》："清化丸治肺郁痰喘嗽，睡不安宁。"

【组成】 贝母、杏仁、青黛。

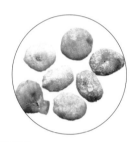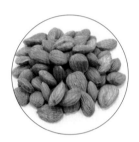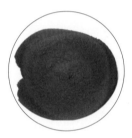

【用法】 上为末，砂糖入姜汁泡蒸饼，丸如弹大。嚼化。

【功用】 祛痰止咳，清热解毒，定惊安神。

【主治】 肺有郁火，痰喘咳嗽，睡不安宁，梅核气，咳逆无痰，喉间如含炙脔，咯之不出，咽之不下，燥痰黏结喉头者。

【方义方解】 方中贝母味苦，性寒，归肺、心经，止咳化痰，清热散结，为君药；杏仁味苦，性温，归肺、大肠经，祛痰止咳，平喘，润肠，为臣药；青黛清热解毒，凉血消斑，泻火定惊。综观全方祛痰止咳，清热解毒，定惊安神，使肺气健运，痰邪得去，则诸症自除。

君	贝母	止咳化痰，清热散结	诸药合用，祛痰止咳，清热解毒，定惊安神，使肺气健运，痰邪得去，则诸症自除
臣	杏仁	祛痰止咳，平喘，润肠	
佐使	青黛	清热解毒，凉血消斑，泻火定惊	

定喘宁嗽，有养阴润肺之效；伍以五味子、茯苓、知母、贝母清热泻火，滋阴润燥，为臣药。佐以陈皮、半夏、桔梗降逆止呕，化痰止咳；桑白皮、地骨皮退虚热；枳壳、杏仁、款冬花破气行痰，润肺止咳；黄连清热燥湿，泻火解毒；甘草清热解毒，调和诸药。综观全方，健脾益气，益肺生津，清热泻火，滋阴润燥，降逆止呕，化痰止咳，使肺阴充盈，脾气健运，则诸症可除。

君	人参	健脾益气，益肺生津	
臣	麦冬	定喘宁嗽，养阴润肺	诸药合用，共奏健脾益气、益肺生津之功
	五味子	清热泻火，滋阴润燥	
	茯苓		
	知母		
	贝母		
佐	陈皮	降逆止呕，化痰止咳	
	半夏		
	桔梗		
	桑白皮	退虚热	
	地骨皮		
	枳壳	破气行痰，润肺止咳	
	杏仁		
	款冬花		
	黄连	清热燥湿，泻火解毒	
使	甘草	清热解毒，调和诸药	

【运用】

1. **辨证要点**　临床以干咳，咳声短促，声音逐渐嘶哑，日渐消瘦为辨证要点。

2. **加减变化**　若干咳较甚，声音嘶哑，可加用天冬、玉竹、百合。

苍莎丸

【方源】 《丹溪心法·卷二·咳嗽十六（附肺痿肺痈）》："苍莎丸调中散郁。苍术、香附各四两，黄芩二两。上为末，蒸饼为丸，如梧桐子大。每服五十丸，食后姜汤送下。"

【组成】 苍术、香附各120克，黄芩60克。

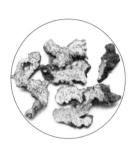 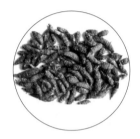 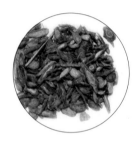

【用法】 上为末，蒸饼为丸，如梧桐子大。每服50丸，食后姜汤送下。

【功用】 调中散邪，解郁清肝。

【主治】 妇人性躁多怒，而过期经行者。

【方义方解】 性躁多怒，易伤肝脏，肝为刚脏，喜条达而恶抑郁。怒则气结，气机不得畅达，疏泄失职，肝血不得潜藏，血海不得充盈，月经不能按期来潮。郁久则生湿热。湿热困脾，则脾胃运化受阻，变证丛生，治宜疏肝解郁，清利湿热。方中香附疏肝解郁、理气行滞；苍术健脾燥湿，配黄芩清利湿热，助脾运化。诸药配合，以达疏肝健脾、理气调经之效果。

君	香附	疏肝解郁、理气行滞	诸药配合，既能疏肝行气止痛，又可清热燥湿，标本兼治，诸症皆愈
臣	苍术	健脾燥湿	
	黄芩	清利湿热，助脾运化	

治吐血咳血方

咳血方

【方歌】

> 咳血方中诃子收，瓜蒌海石山栀投；
> 青黛蜜丸口噙化，咳嗽痰血服之瘳。

【方源】 《丹溪心法·卷二·咳血十九》："青黛、瓜蒌仁、诃子、海粉、栀子炒黑。上为末，以蜜同姜汁为丸，噙化，咳甚者加杏仁，去皮尖。后以八物汤加减调理。"

【组成】 青黛、诃子各6克，栀子、瓜蒌仁、海浮石各9克。

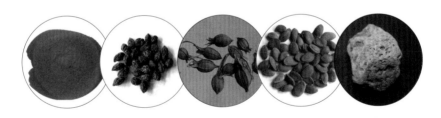

【用法】 共研末为丸，每服9克；亦可作汤剂，水煎服，用量按原方比例酌定。

【功用】 清肝宁肺，凉血止血。

【主治】 肝火犯肺之咯血，咳嗽痰稠带血，咯吐不爽，心烦易怒，胸胁作痛，咽干口苦，颊赤便秘，舌红苔黄，脉弦数。

【方义方解】 本证系肝火犯肺，灼伤肺络所致。肺为清虚之脏，木火刑金，肺津受灼为痰，清肃之令失司，则咳嗽痰稠、咯吐不爽；肝火灼肺，损伤肺络，血渗上溢，故见痰中带血；肝火内炽，故心烦易怒、胸胁作痛、咽干口苦、颊赤便秘；舌红苔黄，脉弦数为火热炽盛之证。是证病位虽在肺，但病本则在肝。按治病求本的原则，治当清肝泻火，使火清气降，肺金自宁。方中青黛咸寒，入肝、肺二经，清肝泻火，凉血止血；栀子苦寒，入心、肝、肺经，清热凉血，泻火除烦，炒黑可入血分而止血。两药合用，澄本清源，共为君药。火热灼津成痰，痰不清则咳不止，咳不止则血难宁，故用瓜蒌仁甘寒入肺、清热化痰、润肺止咳；海粉(现多用海浮石)清肺降火，软坚化痰，共为臣药。诃子苦涩性平入肺与大肠经，清降敛肺，化痰止咳，用以为佐。

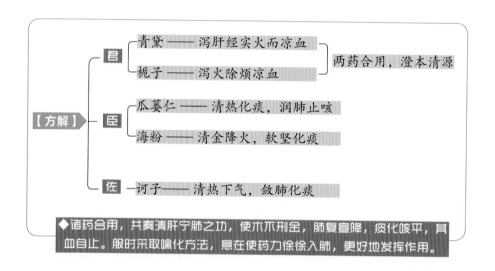

【方解】

君
青黛 —— 泻肝经实火而凉血
栀子 —— 泻火除烦凉血
　　　　　　　　两药合用，澄本清源

臣
瓜蒌仁 —— 清热化痰，润肺止咳
海粉 —— 清金降火，软坚化痰

佐
诃子 —— 清热下气，敛肺化痰

◆ 诸药合用，共奏清肝宁肺之功，使木不刑金，肺复宣降，痰化咳平，其血自止。服时采取噙化方法，意在使药力徐徐入肺，更好地发挥作用。

【运用】

1. **辨证要点**　本方主要用于治疗肝火灼肺的咯血，以咳痰带血、胸胁作痛、口苦颊赤、舌红苔黄、脉弦数为辨证要点。

2. **加减变化**　火盛伤阴者，可加麦冬、沙参以清热养阴；咳甚痰多者，可加天竺黄、浙贝母以化痰止咳。

3. **现代运用**　本方常用于治疗支气管扩张、肺结核等病咯血而属肝火犯肺者。

4. **使用注意**　因本方属寒凉降泄之剂，故肺肾阴虚及脾虚便溏者，不宜使用。

【方论精粹】

1.吴昆《医方考》:"咳嗽痰血者,此方蜜丸嚼化。肺者,至清之脏,纤芥不容,有气有火则咳,有痰有血则嗽。咳者有声之名,嗽者有物之义也。青黛、山栀所以降火,瓜蒌、海粉所以行痰,诃子所以敛肺。然而无治血之药者,火去而血自止也。"

2.汪昂《医方集解》:"此手太阴药也。肝者将军之官,肝火上逆,能灼心肺,故咳嗽痰血也。青黛泻肝而理血,散五脏郁火;栀子凉心而清肺,使邪热下行,两者所以治火;瓜蒌润燥化痰,为治嗽要药;海石软坚止嗽,清水之上源,两者降火而兼行痰;加诃子者,以能敛肺而定痰喘也。不用治血之药者,火退则血自止也。"

诃 子

药 材 档 案

【别名】诃梨、诃黎、随风子、诃黎勒。

【药材特征】本品为长圆形或卵圆形,长2～4厘米,直径2～2.5厘米。表面黄棕色或暗棕色,略具光泽,有5～6条纵棱线及不规则的皱纹,基部有圆形果梗痕。质坚实。果肉厚0.2～0.4厘米,黄棕色或黄褐色。果核长1.5～2.5厘米,直径1～1.5厘米,浅黄色,粗糙,坚硬。种子狭长纺锤形,长约1厘米,直径0.2～0.4厘米,种皮黄棕色,子叶2,白色,相互重叠卷旋。气微,味酸涩后甜。

【性味归经】苦、酸、涩,平。归肺、大肠经。

【功效主治】涩肠止泻,敛肺止咳,降火利咽。用于久泻久痢,便血脱肛,肺虚喘咳,久嗽不止,咽痛音哑。

二黄补血汤

【方源】 《丹溪心法·卷四·吐血十八》："二黄补血汤治初见血，及见血多，宜服。"

【组成】 熟地黄3克，生地黄、柴胡、牡丹皮、黄芪各1.5克，当归、川芎各2克，升麻、白芍各6克。

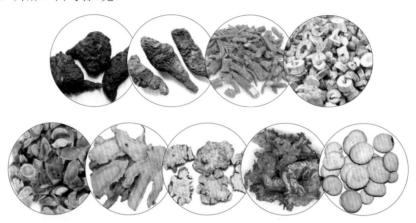

【用法】 上以水煎服。

【功用】 益气摄血。

【主治】 初次见血，及见血多。

君	熟地黄	滋养阴血，补肾填精	
臣	当归	补血活血	
	生地黄	养阴清热，生津止渴，并凉血止血	诸药合用，共奏益气补血，行气摄血之效
	黄芪	生血摄血	
佐	白芍	养血益阴，缓急止痛	
	川芎	活血行气	
	柴胡	辛散，亦能助川芎阻碍补益之药太过滋腻	
	升麻		
	牡丹皮	清热凉血，活血化瘀，退虚热	

【方义方解】 方中重用熟地黄为君，甘温味厚质润，长于滋养阴血，补肾填精，为补血要药。当归甘辛温，为补血良药兼具活血之力，使补血而不滞血；因大量出血，耗伤阴液，故用甘寒质润之生地黄，养阴清热，生津止渴，并凉血止血；黄芪补脾气以生血，使气旺则血生，意为"气为血之帅，气旺则血生"，又能摄血，防止血液外行，上述共为臣药。佐以白芍养血益阴，缓急止痛；川芎为血中之气药，能活血行气，与黄芪相配，复中焦运化之功，又能防止大量补气补血药滋腻碍胃，使补而不滞，滋而不腻；牡丹皮清热凉血、活血化瘀、退虚热；柴胡、升麻辛散，亦能助川芎阻碍补益之药太过滋腻。诸药合用，共奏益气补血，行气摄血之效。

【运用】

1. **辨证要点** 临床以头晕目眩，面色无华，神疲乏力，舌淡、苔薄白，脉细或细涩为辨证要点。

2. **加减变化** 血不止，可加桃仁1.5克，酒大黄辨患者病情虚实酌量用之，减去柴胡、升麻。

3. **现代运用** 常用于消化道出血及功能性子宫出血等属气虚不固者。

4. **注意事项** 热迫血妄行所致出血者忌用。

—— · 丹溪妙论 · ——

吐 血

吐血，阳盛阴虚，故血不得下行。因火炎上之势而上出，脉必大而芤，大者发热，芤者血滞之动，痰不下降，四物汤为主，加痰药、火药；先痰嗽后见红，多是痰积热，降痰火为急；痰嗽涎带血出，此是胃口清血热蒸而出，重者栀子，轻者蓝实；或暴吐紫血一碗者无事，吐出为好。此热伤血死于中，用四物汤、解毒汤之类。吐血挟痰，积吐一二碗者，亦只补阴降火，四物加火剂之类。挟痰若用血药，则泥而不行，只治火则止。吐血，火病也。大吐红不止，以干姜炮末，童便调从治。喉咙痰血，用荆芥散。舌上无故出血，如线不止，以槐花炒末干掺之。若吐血，一方：童便一分，酒半分，擂柏叶温饮，非酒不行。呕吐，血出于胃也。实者，犀角地黄汤主之；虚者，小建中汤加黄连主之。

治痔疮方

槐角丸

【方歌】

> 槐角丸中地榆防，酒糊为丸枳芩当；
> 清肠止血兼消肿，湿蕴大肠痔瘘疮。

【方源】 《丹溪心法·卷二·痔疮二十六》："槐角丸治诸痔，及肠风下血脱肛。"

【组成】 槐角（炒）200克，地榆（炭）、黄芩、枳壳（炒）、当归、防风各100克。

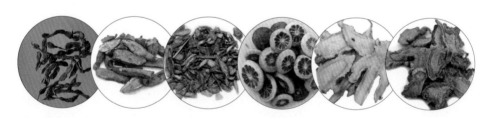

【用法】 上六味，粉碎成细粉，过筛，混匀。每100克粉末用炼蜜45～55克加适量的水泛丸，干燥，制成水蜜丸；或加炼蜜130～150克制成小蜜丸或大蜜丸，即得。口服，水蜜丸一次6克，小蜜丸一次9克，大蜜丸一次1丸，一日2次。

【功用】 清肠疏风，凉血止血。

【主治】 用于肠风便血，痔疮肿痛。

【方义方解】 方中槐角苦寒，泻火清肠，凉血止血为主药。辅以地榆苦酸涩、性微寒，凉血止血，解毒敛疮；黄芩清湿热而泻火解毒以清肠。佐以防风疏肠中风邪，且能胜湿止痛；当归养血活血，引血归经，且能防诸药寒凉太过之弊；枳壳宽肠行气，顺遂肠胃腑气下行，为佐使药。诸药合用，既能凉血止血，又能疏风行气，寄清疏于收涩之内，寓行气于止血之中；共奏疏风、凉血、止血之功。

君	槐角	苦寒，泻火清肠，凉血止血，尤善治疗痔血、便血		诸药合用，共奏解热调血顺气之效
臣	地榆	苦酸涩、性微寒，凉血止血，解毒敛疮	两药合用，共同辅助君药凉血止血	
	黄芩	清湿热而泻火解毒以清肠		
佐使	防风	疏肠中风邪，且能胜湿止痛	三药合用，共同辅助君臣药凉血止血，又可顺气止痛	
	当归	养血活血，引血归经，且能防诸药寒凉太过之弊		
	枳壳	宽肠行气，顺遂肠胃腑气下行		

·丹溪妙论·

痔者，皆因脏腑本虚，外伤风湿，内蕴热毒，醉饱交接，多欲自戕，以故气血下坠，结聚肛门，宿滞不散，而冲突为痔也。其肛边发露肉珠，状如鼠乳，时时滴渍脓血，曰牡痔；肛边生疮肿痛，突出一枚，数日脓溃即散，曰牝痔；肠口大颗发瘤，且沥，曰脉痔；肠内结核有血，寒热往来，登圊脱肛，曰肠痔。若血痔则每遇大便，清血随不止；若酒痔则每遇饮酒，发动疮肿，痛而流血；若气痔则忧恐郁怒，适临乎前，立见肿痛，大便艰难，强力则肛出而不收矣。此诸痔之外证也。治法总要，大抵以解热调血顺气先盖热则血伤，血伤则经滞，经滞则气不营运，气与血俱滞，乘虚而坠入大肠，此其所以为痔也。诸痔久不愈，必至穿穴为漏矣。

治呕吐方

加味二陈汤

【方源】 《丹溪心法·卷三·呕吐二十九》："加味二陈汤治停痰结气而呕。"

【组成】 半夏、陈皮各150克，白茯苓90克，甘草（炙）45克，砂仁30克，丁香15克，生姜90克。

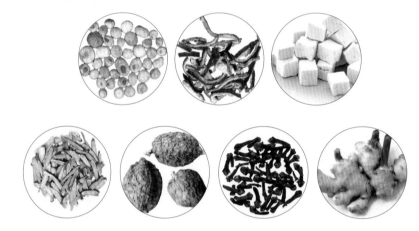

【用法】 水煎服。

【功用】 行气化痰，降逆止呕。

【主治】 胃中有火，膈上有痰，令人时常恶心，呕吐清水，作嗳气吞酸等症。

【方义方解】 本方所治证属气滞痰阻。方中半夏辛温而燥，可燥湿化痰，消痞化解，和中止呕，为君药。陈皮芳香味苦，性温而燥，可行气健胃，燥湿化痰，为臣药。半夏与陈皮相配，能使气顺痰降，胃健痰消。痰由湿生，故佐以茯苓渗湿健脾。砂仁宽中行气止呕；丁香温中降逆，散寒止痛；生姜既可制半夏毒，又可和胃降逆以止呕，助半夏、陈皮和中消痰。使以炙甘草和中健脾，调和诸药，使痰无所生。

君	半夏	燥湿化痰，消痞化解，和中止呕	半夏与陈皮相配，能使气顺痰降，胃健痰消	诸药合用，共奏行气化痰、降逆止呕之功
臣	陈皮	行气健胃，燥湿化痰		
佐	白茯苓	渗湿健脾		
	砂仁	宽中行气止呕	以增强化痰止呕作用	
	丁香	温中降逆，散寒止痛		
	生姜	和胃降逆以止呕	既可制半夏毒，又可助半夏、陈皮和中消痰	
使	炙甘草	和中健脾，调和诸药	使痰无所生	

【方论精粹】

武之望《济阳纲目》卷十八引丹溪方："加味二陈汤。处方：陈皮、半夏、茯苓、甘草、黄连（姜汁炒）、栀子（炒）、苍术、川芎、香附、砂仁、神曲（炒）、山楂、木香少许。制法上锉。功能主治：胃中有火，膈上有痰，令人时常恶心，呕吐清水，作嗳气吞酸等症。用法用量：加生姜，水煎服。久病虚者，加人参、白术；胃寒者，加益智、草豆蔻、干姜、桂心之类，去黄连、栀子，又甚者加丁香、附子；如胁痛，或脾痛，右关脉弦，呕吐不已，此木来侮土，加人参、白术、升麻、柴胡、青皮、芍药、川芎、砂仁、神曲之类；如时常吐清水，或口干，不喜食，冷涎自下而涌上者，此脾热所致，加白术、芍药、升麻、土炒芩连、栀子、神曲、麦芽、干生姜；如时常恶心，吐清水，心胃作痛，得食则暂止，饥则甚者，此胃中有蛔也，加苦楝根、使君子煎服即愈，或用黑锡灰、槟榔各等份，米饮调下。"《医方考》曰："是方也，半夏、陈皮、茯苓、甘草，治痰之二陈汤也；加南星之燥，皆所以治痰耳；而黄芩、黄连者，用其苦寒以治热也；若川芎、细辛、薄荷、苍耳，皆治风之品也，高巅之上，唯风可到，是故用之。"

理中加丁香汤

【方源】 《丹溪心法·卷三·呕吐二十九》："理中加丁香汤治中脘停寒，喜辛物，入口即吐。"

【组成】 人参、白术、炙甘草、干姜（炮）各3克，丁香10粒。

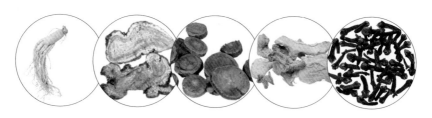

【用法】 加生姜10片，水煎服。

【功用】 益气温中，降逆止呕。

【主治】 中脘停寒，喜食辛辣，入口即吐，产后呃逆。

【方义方解】 中脘停寒作痛，法当补中散寒，是以用人参、白术、炙甘草诸甘温以补中；干姜、丁香诸辛热以散寒，生姜降逆气以止呕吐。

君	干姜	大辛大热，温脾阳，祛寒邪，扶阳抑阴	诸药合用，温补与降逆并用，以温补为主，降逆止呃为辅，诸症皆愈
臣	人参	性味甘温，补气健脾	
	丁香	既能温中散寒，又善降逆止呕，止呃，增君药温中散寒止痛之效	
佐	白术	健脾燥湿	
佐使	甘草	温以补中，缓急止痛，调和药性	

【运用】

1. **辨证要点** 临床以脘腹绵绵作痛，喜温喜按，呕吐，大便稀溏，脘痞食少，畏寒肢冷，口不渴，舌淡，苔白润，脉沉细或无力为辨证要点。

2. **加减变化** 不效，或以二陈汤加丁香十粒，并须冷服，盖冷遇冷则相入，庶不吐出。

3. **现代运用** 可用于治疗急慢性肠胃炎、胃痉挛、胃下垂等疾病。

4. **使用注意** 湿热内蕴中焦或脾胃阴虚者禁用。

【方论精粹】

1. 吴昆《医方考》："呕吐而痛即止者为火，呕吐而痛不止者为寒。然寒则收引，胡然能吐？师曰：寒胜格阳，故令吐也。治寒以热，故用丁香、干姜之温。吐多损气，故用人参、白术、甘草之补。"

2. 洪正立《医学入门万病衡要》："用人参、白术、炙草诸甘温以补中气，干姜、丁香诸辛热以散寒，生姜散逆气以止呕吐。"

甘 草
药 材 档 案

【别名】甜草、甜草根、密草、红甘草、粉草、粉甘草、国老。

【药材特征】甘草：根呈圆柱形，长 25 ～ 100 厘米，直径 0.6 ～ 3.5 厘米。外皮松紧不一。表面红棕色或灰棕色，具显著的纵皱纹、沟纹、皮孔及稀疏的细根痕。质坚实，断面略显纤维性，黄白色，粉性，形成层环明显，射线放射状，有的有裂隙。根茎呈圆柱形，表面有芽痕，断面中部有髓。气微，味甜而特殊。

胀果甘草：根及根茎木质粗壮，有的分枝，外皮粗糙，多灰棕色或灰褐色。质坚硬，木质纤维多，粉性小。根茎不定芽多而粗大。

【性味归经】甘，平。归心、肺、脾、胃经。

【功效主治】补脾益气，清热解毒，祛痰止咳，缓急止痛，调和诸药。用于脾胃虚弱，倦怠乏力，心悸气短，咳嗽痰多，脘腹、四肢挛急疼痛，痈肿疮毒，缓解药物毒性、烈性。

治黄疸方

小温中丸

【方源】 《丹溪心法·卷三·疸三十七》："治黄疸，又能去食积。"

【组成】 苍术、香附、神曲各60克，川芎30克，针砂(醋炒红)90克。

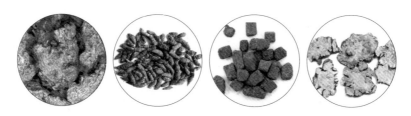

【用法】 上药为末，醋糊为丸。每服6克，每日2次。空腹时用姜盐汤送下，午后、食后用酒送下。

【功用】 消食助运，理气补血。

【主治】 食少运迟，面色萎黄，肢楚乏力，心悸头晕，或兼脘腹胀满，苔腻等。

【方义方解】 本方具有疏肝健脾利湿的功效。方中苍术健脾利湿，香附疏肝理气，二药合用共奏疏肝健脾之功，为君药。神曲健脾和胃，针砂温中化湿行气，二药合用共奏健脾行气之功，以助君药疏肝健脾，为臣药。川芎活气行血，使血行而畅；生姜熟用温中，盐咸寒，既清热又可化解诸温热药之热性，三药合用共辅君臣疏肝健脾，为佐药。醋味酸，引药入肝经，为使药。诸药合用共奏疏肝健脾利湿之功效，使肝脾之气得舒，食积得消，黄疸得退。

【运用】

1. **辨证要点** 主要用于治疗脾虚黄胖病证。临床应用以面色萎黄、头晕心悸、食少运迟、苔腻，为其辨证要点。

2. **加减变化** 春加川芎，夏加苦参或黄连，冬加吴茱萸或干姜。

3. **现代运用** 用于治疗消化不良，胃肠功能紊乱，钩虫病等引起的黄胖、鼓胀等病证。

君	苍术	健脾利湿	二药合用共奏疏肝健脾之功	方中越鞠丸去栀子，助运消积，配以针砂补血，为其配伍特点
	香附	疏肝理气		
臣	神曲	健脾和胃	二药合用共奏健脾行气之功，以助君药疏肝健脾	
	针砂	温中化湿行气		
佐	川芎	活气行血，使血行而畅	合用共辅君臣疏肝健脾	
	生姜	温中		
	盐	既清热又可化解诸温热药之热性		
使	醋	引药入肝经		

川 芎

药材档案

【别名】香果、台芎、西芎、杜芎。

【药材特征】本品为不规则结节状拳形团块，直径 2 ~ 7 厘米。表面黄褐色，粗糙皱缩，有多数平行隆起的轮节，顶端有凹陷的类圆形茎痕，下侧及轮节上有多数小瘤状根痕。质坚实，不易折断，断面黄白色或灰黄色，散有黄棕色的油室，形成层环呈波状。气浓香，味苦、辛，稍有麻舌感，微回甜。

【性味归经】辛，温。归肝、胆、心包经。

【功效主治】活血行气，祛风止痛。用于胸痹心痛，胸胁刺痛，跌仆肿痛，月经不调，经闭痛经，癥瘕腹痛，头痛，风湿痹痛。

大温中丸

【方源】　《丹溪心法·卷三·疸三十七》："治食积与黄肿，又可借为制肝燥脾之用。"

【组成】　陈皮、苍术、厚朴、三棱、蓬术、青皮各150克，香附500克，甘草30克，针砂（醋炒红）60克。

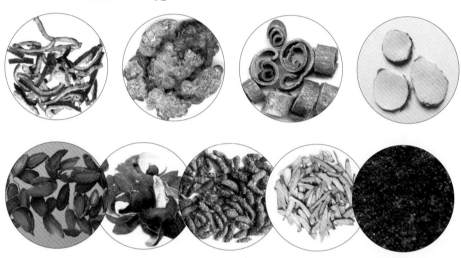

【用法】　上为末，醋糊为丸。每服6克，日服1～2次。空腹姜汤送下。

【功用】　清热化湿，散脾消肿。

【主治】　食积，黄肿，谷疸、酒疸。

【方义方解】　方中香附、青皮、苦参可清热化湿，厚朴、苍术、山楂可健脾消肿。

【运用】

1. **加减变化**　若脾虚用党参、白术、芍药、陈皮、甘草煎汤送下。
2. **注意事项**　忌犬肉、果、菜。

【方论精粹】

　　吴昆《医方考》："方名温中者,主疗湿郁于中之义也。水谷酒食,无非湿化,传化得宜则治。一或积于中宫,则遏少火,热而病黄矣。故用苍术、香附、陈皮、青皮、厚朴以平胃中之敦阜而利其气,气利则水谷不滞;用三棱、莪术以削坚,削坚则积滞渐除,用针砂者,一借其锐金之令,以伐上中之木邪,一用其清肃之气,以除少火之蒸热也,甘草之用,和中而协诸药尔。"

陈 皮

药材档案

　　【别名】橘皮、红皮、广橘皮、橘子皮。

　　【药材特征】陈皮:常剥成数瓣,基部相连,有的呈不规则的片状,厚1~4毫米。外表面橙红色或红棕色,有细皱纹及凹下的点状油室;内表面浅黄白色,粗糙,附黄白色或黄棕色筋络状维管束。质稍硬而脆。气香,味辛、苦。

　　广陈皮:常3瓣相连,形状整齐,厚度均匀,约1毫米。点状油室较大,对光照视,透明清晰。质较柔软。

　　【性味归经】辛、苦,温。归肺、脾经。

　　【功效主治】理气健脾,燥湿化痰。用于胸脘胀满,食少吐泻,咳嗽痰多。

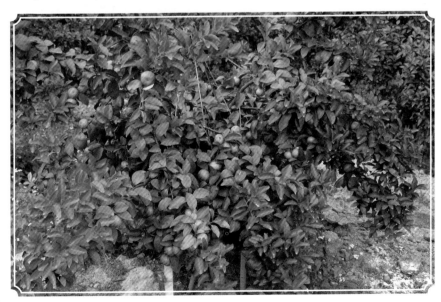

治水肿方

加味五皮散

【方源】 《丹溪心法·卷三·水肿三十八》："加味五皮散治四肢肿满，不分阳水、阴水皆可服。"

【组成】 陈皮、桑白皮、赤茯苓皮、生姜皮、大腹皮、姜黄、木瓜各3克（一方无陈皮、桑白皮，有五加皮、地骨皮）。

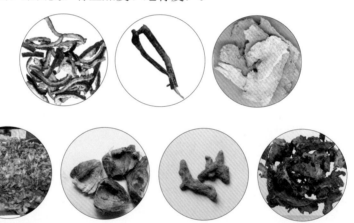

【用法】 上做1服。水煎服。

【功用】 行气散水。

【主治】 四肢胀满，不分阴水、阳水。

【方义方解】 本方所治证属脾虚湿盛，湿邪入里。朱丹溪曰："治四肢肿满，不分阳水、阴水皆可服。"方用赤茯苓皮为君，甘淡性平，专奏利水消肿之功，又有健脾之力，脾气足，则津液舒布顺畅，湿自能解。臣以大腹皮行气消胀，利水消肿；陈皮理气和胃，醒脾化湿；木瓜、姜黄辛温和缓，长于舒筋活络，长于行走肢体以止痹通。佐以生姜皮和胃利水消肿，与茯苓相配增加补脾之力；桑白皮轻降肺气，通调水道以利水消肿。本方为五皮散加姜黄、木瓜化湿舒筋之品，故善利水湿，健脾，舒筋，诸症自愈。

君	赤茯苓皮	利水消肿，健脾化湿	
臣	大腹皮	行气消胀，利水消肿	诸药合用，共奏行气散水、健脾化湿之功
	陈皮	理气和胃，醒脾化湿	
	木瓜	舒筋活络	
	姜黄		
佐	生姜皮	和胃利水消肿	
	桑白皮	利水消肿	

本方与五皮散均能利水消肿，理气健脾，但后者长于利水消肿，并无舒筋活络之效。本方则兼能舒经活络，除肢体之痹证，故对水湿困脾，兼有肢体麻木，关节不利者，应选用此方为宜。

【运用】

1. **辨证要点** 临床以肢体浮肿，关节疼痛，屈伸不利，舌淡、苔白腻，脉沉缓为辨证要点。

2. **现代运用** 常用于肾炎水肿，心源性水肿等属于脾虚湿滞者。

【方论精粹】

1.《丹溪心法》："大凡水肿，先起于腹，而后散四肢者，可治；先起于四肢，而后归于腹者，不治。大便滑泄，与夫唇黑、缺盆平、脐突、足平、背平，或肉硬，或手掌平，又或男从脚下肿而上，女从身上肿而下，并皆不治。若遍身肿，烦渴，小便赤涩，大便闭，此属阳水，先以五皮散或四磨饮，添磨生枳壳，重则疏凿饮；若遍身肿，不烦渴，大便溏，小便少不涩赤，此属阴水，宜实脾饮或木香流气饮。"

2.洪正立《医学入门万病衡要》："陈皮、生姜、大腹皮、姜黄等诸辛温以散郁气，赤茯苓、木瓜等以行水湿。"

疏凿饮子

【方歌】

> 疏凿槟榔及商陆，苓皮大腹同椒目；
> 赤豆艽羌泻木通，煎加生姜阳水服。

【方源】　《丹溪心法·卷三·水肿三十八》："疏凿饮子治水气遍身浮肿，喘呼气急，烦渴，大小便不利，服热药不得者。"

【组成】　泽泻、赤小豆（炒）、商陆、羌活、大腹皮、椒目、木通、秦艽、槟榔、茯苓皮等份。

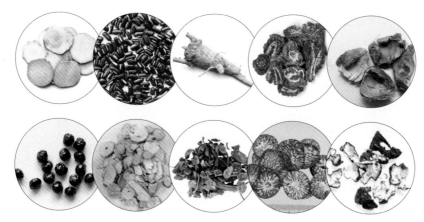

【用法】　水煎，姜5片。

【功用】　泻下逐水，解表平喘。

【主治】　遍身浮肿，喘息，口渴，小便不利，大便秘结，脉滑。

【方义方解】　本证多由水湿壅盛，泛溢表里所致，治疗以逐水消肿为主。水湿内停外溢，故全身水肿；湿浊壅结，三焦气机闭阻，故二便不利；水邪侵肺，导致肺气不利，故呼吸喘促；水壅气结，津液不布，故口渴。方中商陆泻下逐水，通利二便；泽泻、赤小豆、椒目、木通、茯苓皮利水泻湿，消退水肿；槟榔、大腹皮行气导滞，使气畅水行；羌活、秦艽、生姜疏风发表，开泄腠理，使表之水湿从肌肤而泄。

【运用】

1. **辨证要点**　本方用于水肿，临床应用以遍身浮肿，喘息，口渴，小便不利，大便秘结，脉滑为辨证要点。

2. **加减变化**　小便不利，水肿胀满，加茯苓、猪苓；热淋涩痛，加木通、赤芍、牡丹皮；痰饮眩晕加白术；高脂血症加何首乌、黄精、山楂、金樱子、决明子。

3. **注意事项**　阴水或体虚之人不宜用。

【方论精粹】

1. 汪昂《医方集解》："此足太阳手足太阴药也。外而一身尽肿，内而口渴便秘是上下表里俱病也。羌活、秦艽解表疏风，使湿以风胜，邪由汗出，而升之于上；腹皮、苓皮、姜皮，辛散淡渗，所以行水于皮肤；商陆、槟榔、椒目、赤豆，去胀攻坚，所以行水于腹里；木通泻心肺之水，达于小肠，泽泻泻脾肾之水，通于膀胱。上下内外分清其势，亦犹神禹疏江凿河之意也。"

2. 吴谦等《医宗金鉴》："以商陆为君，专行诸水。佐羌活、秦艽、腹皮、苓皮、姜皮行在表之水，从皮肤而散；佐槟榔、赤豆、椒目、泽泻、木通，行在里之水，从二便而出，上下、内外，分消其势，亦犹神禹疏凿江河之意也。"

治淋证方

白薇散

【方源】 《丹溪心法·卷三·淋四十三》："白薇散治血淋、热淋。"

【组成】 白薇、赤芍等份。

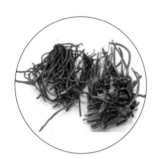 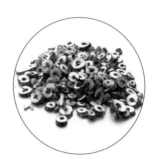

【用法】 上为末。每服6克，温酒调下，立效。或加槟榔。

【功用】 清热通淋，凉血止血。

【主治】 血淋、热淋。

【方义方解】 本方所治证属湿热下注，膀胱与肾气化不利。《济生方》曰："下焦热结，尿血成淋。"方中白薇苦咸、寒，归肝经，善清肝胆湿热，并能凉血止血，利尿通淋，使湿热从小便而去，故为君药。赤芍苦、微寒，同归肝经，既能增加白薇清热凉血之力，又能清肝泻火。本方二药均为苦寒之品，利尿与凉血止血合法，使湿热从小便而去。

君	白薇	凉血止血，利尿通淋	二药配伍，共奏清热通淋，凉血止血之功效
赤芍	赤芍	清热凉血，清肝泻火	

本方与小蓟饮子均有凉血止血,利水通淋之效。但小蓟饮子长于凉血,止诸症皆愈血,利尿通淋之力稍弱。本方以白薇为君,长于清泄湿热,利尿通淋,凉血止血之力较弱。

【运用】

1. **辨证要点** 临床以小便频数短涩,灼热刺痛,尿色深红,或有血块,舌红、苔黄腻,脉滑数为辨证要点。

2. **现代运用** 常用于急性泌尿系统感染,泌尿结石等属于下焦湿热者。

3. **注意事项** 若血淋日久兼寒、阴虚火动或气虚不摄者,均不宜使用。

·丹溪妙论·

诸淋所发,皆肾虚而膀胱生热也。水火不交,心肾气郁遂使阴阳乖舛,清浊相干蓄在下焦,故膀胱里急,膏血砂石,从小便道出焉。于是有欲出不出淋沥不断之状,甚者塞其间,则令人闷绝矣。大凡小肠有气则小便胀,小肠有血则小便涩,小肠有热则小便痛痛者为血淋,不痛者为尿血,败精结者为沙,精结散者为膏,金石结者为石,小便涩常有余沥者为气,揣木揆原,各从其类也。执剂之法,并用流行滞气,疏利小便,清解邪热。其调平心火,又三者之纲领焉。心清则小便自利,心平则血不妄行。最不可用补气之药,气补而愈胀,血得补而愈涩,热得补而愈盛。水窦不行,加之谷道闭遏,未见其有能生者也。

白 薇
药材档案

【别名】薇草、春草、白马薇、白龙须、龙胆白薇。

【药材特征】本品根茎粗短。有结节,多弯曲。上面有圆形的茎痕,下面及两侧簇生多数细长的根,根长 10～25 厘米。直径 0.1～0.2 厘米。表面棕黄色。质脆,易折断,断面皮部黄白色,木部黄色。气微,味微苦。

【性味归经】苦、咸,寒。归胃、肝、肾经。

【功效主治】清热凉血,利尿通淋,解毒疗疮。用于温邪伤营发热,阴虚发热,骨蒸劳热,产后血虚发热,热淋,血淋,痈疽肿毒。

车前子散

【方源】 《丹溪心法·卷三·淋四十三》："车前子散治诸淋，小便痛不可忍。"

【组成】 车前子（不炒）15克，淡竹叶、荆芥穗、赤茯苓、灯心草各7.5克。

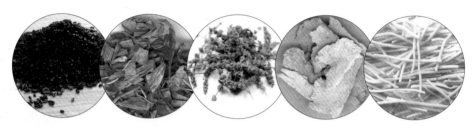

【用法】 上做二服，水煎。

【功用】 清热利湿，利尿通淋。

【主治】 诸淋。

【方义方解】 方中重用车前子，其甘寒滑利，归肾、膀胱经，善清膀胱蕴热，利尿通淋，对于湿热蕴结膀胱，小便淋沥涩痛有很好的疗效，为君药。淡竹叶苦寒，上清心火，下利小便。荆芥穗、赤茯苓、灯心草等具有利水渗湿之效，能增加车前子利尿通淋之力，共为佐使。诸药合用，症状自除。

君	车前子	利尿通淋	
佐使	淡竹叶	上清心火，下利小便	诸药合用，共奏清热利湿、利尿通淋之功
	荆芥穗	利水渗湿，能增加君药利尿通淋之力	
	赤茯苓		
	灯心草		

【运用】

1. **辨证要点**　临床以小便淋沥涩痛，偶有尿血，或夹有血块，小腹拘急，腰部酸痛，舌红苔黄，脉滑数为辨证要点。

2. **现代运用**　常用于急性泌尿系统感染，泌尿结石等属湿热下注者。

3. **注意事项**　血淋、尿血日久兼寒，或阴虚火动或气虚不摄者，均不宜使用。

车前子

药材档案

【别名】车前实、凤眼前仁、虾蟆衣子、猪耳朵穗子。

【药材特征】本品呈椭圆形、不规则长圆形或三角状长圆形，略扁，长约 2 毫米，宽约 1 毫米。表面黄棕色至黑褐色，有细皱纹，一面有灰白色凹点状种脐。质硬。气微，味淡。

【性味归经】甘，寒。归肝、肾、肺、小肠经。

【功效主治】清热利尿通淋，渗湿止泻，明目，祛痰。用于热淋涩痛，水肿胀满，暑湿泄泻，目赤肿痛，痰热咳嗽。

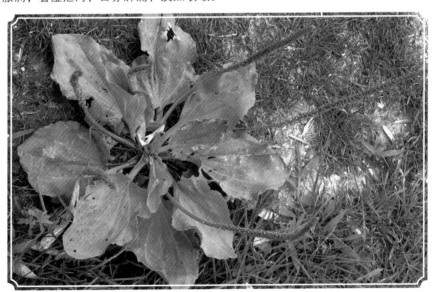

治赤白浊梦遗方

萆薢厘清饮

【方歌】

> 萆薢分清石菖蒲，萆薢乌药益智俱；
> 或益茯苓盐煎服，通心固肾浊精驱。

【方源】 《丹溪心法·卷三·赤白浊四十四》："治真元不足，下焦虚寒，小便白浊，频数无度，漩白如油，光彩不定，漩脚澄下，凝如膏糊。"

【组成】 益智仁、川萆薢、石菖蒲、乌药各9克。

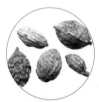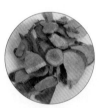

【用法】 上为细末。每日1剂，水煎分2次服，服前加盐0.5克，饭前服。

【功用】 温暖下元，利湿化浊。

【主治】 虚寒白浊；小便频数，白如米泔，凝如膏糊；舌淡苔白，脉沉。

【方义方解】 虚寒白浊缘于下焦虚寒，湿浊不化。下焦受寒，肾与膀胱气化失常，肾失封藏，膀胱不约，故小便频数，混浊不清，甚则凝如膏糊。治宜温暖下元，祛湿化浊之法。方中萆薢利湿化浊，为治白浊之主药，故以为君。臣以菖蒲化浊除湿，并祛膀胱虚寒，以助萆薢分清化浊之力。石菖蒲能温肠胃，肠胃既温，则膀胱之虚寒、小便不禁自止。佐以益智仁温肾阳，缩小便，止遗浊尿频；乌药温肾寒，暖膀胱，治小便频数。以食盐为使，取其咸以入肾，引药直达下焦。

君	川草薢	利水去湿，分清化浊	
臣	石菖蒲	化浊除湿，并祛膀胱虚寒，以助草薢分清化浊之力	诸药合用，共奏温暖下元，利湿化浊之效
佐	益智仁	温肾阳，缩小便，止遗浊尿频	
	乌药	温肾寒，暖膀胱，治小便频数	
使	食盐	咸以入肾，引药直达下焦	

【运用】

1. **辨证要点** 以小便混浊而频数，舌淡苔白，脉沉为证治要点。

2. **加减变化** 若兼虚寒腹痛者，可加肉桂、盐茴香以温中祛寒；久病气虚者，可加黄芪、白术以益气祛湿；腰酸神疲者，可加人参、鹿角胶等以补肾气。

3. **现代运用** 适用于乳糜尿、慢性前列腺炎属下焦虚寒证。

4. **注意事项** 湿热白浊则非本方所宜。

【方论精粹】

1. 吴昆《医方考》："膀胱者，水渍之区也，胃中湿热乘之，则小便浑浊，譬之湿土之令行而山泽昏瞑也。陶隐居曰：燥可以去湿。故草薢、菖蒲、乌药、益智皆燥物也，可以平湿土之敦阜。湿土既治，则天清地明，万类皆洁矣，而况于膀胱乎！"

2. 张璐《张氏医通》："精通尾膂，溲出膀胱，泾渭攸分，源流各异。详溲便之不禁，乃下焦阳气失职，故用益智之辛温以约制之，得盐之润下，并乌药亦不致于上窜也。独是胃中浊温下渗，非草薢无以清之，兼菖蒲以通九窍、利小便，略不及于收摄肾精之味，厥有旨哉！"

3. 汪昂《医方集解》："此手足少阴、足厥阴阳明药也。草薢能泄阳明、厥阴湿热，去浊而分清；乌药能疏邪逆诸气，逐寒而温肾；益智脾药，兼入心肾，固肾气而散结；石菖蒲开九窍而通心；甘草梢达茎中而止痛，使湿热去而心肾通，则气化行而淋浊止矣。此以疏泄而为禁止者也。"

定志丸

【方歌】

> 心肾不交腰膝软，遗精多梦五心烦，
> 定志丸用菖蒲远，朱砂人参白茯苓。

【方源】 《丹溪心法·卷四·赤白浊四十四》。

【组成】 远志（去心）、石菖蒲各60克，人参、白茯苓各90克。

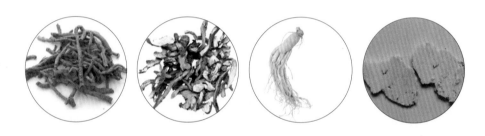

【用法】 上为末，蜜丸梧子大，朱砂为衣。每服7丸，加至20丸，空心米汤送下。

【功用】 清心调气，温补下元。

【主治】 心肾不交。

【方义方解】 本方所治证属肾阴亏损，阴精不能上承，心火偏亢，失于下降。方用人参为君，既能大补元气，巩固后天之本，又能补益心、肾之气，善治心气虚之失眠多梦，并能安神益智。臣以茯苓，入心肾经，助人参补益正气并益心脾，宁心神；石菖蒲、远志皆入心肾，既能开心气而宁心安神，又能通肾气而强志不忘，善于交通心肾，安神定志。诸药合用，以补益心肾之本，安神定志治标，标本兼治，心肾兼顾，重在补肾，共行清心调气，温补下元之效。

君	人参	大补元气，补益心、肾之气	
臣	茯苓	益心脾，宁心神	诸药合用，共奏清心调气、温补下元之功
	石菖蒲	交通心肾，安神定志	
	远志		

　　本方与天王补心丹均能滋阴清热。但后者偏于降心火，并有较强的滋阴养血之力；本方重在补肾，宁心安神之力较强。故对肾阴亏损而致的心肾不交之不寐，惊悸，应选用该方为宜。

【运用】

　　1. **辨证要点**　临床以心烦心悸，失眠，腰膝酸软，遗精多梦，舌红少苔，脉细数为辨证要点。

　　2. **注意事项**　脾胃虚弱，食少便溏者慎用。

【方论精粹】

　　汪昂《医方集解》："此手少阴药也。人参补心气，菖蒲开心窍，茯苓能交心气于肾，远志能通肾气手心。心属离火，火旺则光能及远也。"

远 志
药 材 档 案

　　【别名】棘菀、细草、小草根、苦远志、关远志。

　　【药材特征】本品呈圆柱形，略弯曲，长 3 ~ 15 厘米，直径 0.3 ~ 0.8 厘米。表面灰黄色至灰棕色，有较密并深陷的横皱纹、纵皱纹及裂纹，老根的横皱纹较密更深陷，略呈结节状。质硬而脆，易折断，断面皮部棕黄色，木部黄白色，皮部易与木部剥离。气微，味苦、微辛，嚼之有刺喉感。

　　【性味归经】苦、辛，温。归心、肾、肺经。

　　【功效主治】安神益智，交通心肾，祛痰，消肿。用于心肾不交引起的失眠多梦、健忘惊悸、神志恍惚，咳痰不爽，疮疡肿毒，乳房肿痛。

感喜丸

【方歌】

> 感喜丸治血海寒，梦遗带浊服之安，
> 茯苓煮晒和黄蜡，每日空心嚼一丸。

【方源】 《丹溪心法·卷三·梦遗四十五（附精滑）》："遗精得之有四，有用心过度，心不摄肾，以致失精者；有因思色欲不遂，精乃失位，输精而出者；有欲太过，滑泄不禁者；有年高气盛，久无色欲，精气满泄者。然其状一，或小便后出多不可禁者，或不小便而自出，或茎中出而痒痛，常如欲小便者。并宜先服辰砂妙香散，或感喜丸。"

【组成】 黄蜡、白茯苓（去皮）（作块，用猪苓7.5克，同于瓷器内煮二十余沸，取出晒干，不用猪苓）各120克。

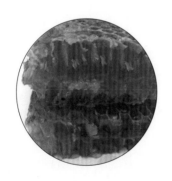
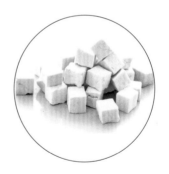

【用法】 上以茯苓为末，熔黄蜡，搜为丸，如弹子大。空腹时细嚼，满口生津，徐徐咽服。以小便清为度。

【功用】 调理阴阳，固虚降浊。

【主治】 男子元阳虚惫，精气不固，溺后余沥不尽流，小便白浊，梦寐频泄，妇人血海久冷，白带，白漏、白淫，下部常湿，小便如米泔，或无子息。

【方义方解】 阳虚带浊为本方主证。方中茯苓补脾宁心，行水渗湿为君。臣以猪苓利水渗湿，加强导湿浊下行之力；黄蜡收涩补髓，使精不下流。一行一收，清浊自分。

君	茯苓	补脾宁心，行水渗湿	诸药合用，使得湿邪从小便除去，固虚降浊，症状自解
臣	猪苓	利水渗湿，加强导湿浊下行之力	
佐	黄蜡	收涩补髓，使精不下流	

【运用】

1. **辨证要点** 临床以溺后余沥不尽流，小便白浊，梦寐频泄，舌淡苔白，脉细弱或沉迟为辨证要点。

2. **现代运用** 用于肾虚遗精，妇女白带。

3. **注意事项** 服药期间，忌饮米醋，切忌使性气。

猪 苓
药材档案

【别名】猪茯苓、地乌桃、野猪食、猪屎苓。

【药材特征】本品呈条形、类圆形或扁块状，有的有分枝，长5～25厘米，直径2～6厘米。表面黑色、灰黑色或棕黑色，皱缩或有瘤状突起。体轻，质硬，断面类白色或黄白色，略呈颗粒状。气微，味淡。

【性味归经】甘、淡，平。归肾、膀胱经。

【功效主治】利水渗湿。用于小便不利，水肿，泄泻，淋浊，带下。

【用量用法】6～12克，煎服。

治消渴方

消渴方

【方歌】

> 消渴方中花粉连，藕汁地汁牛乳研，
> 或加姜蜜为膏服，泻火生津益血瘀。

【方源】 《丹溪心法·卷三·消渴四十六》："消渴，养肺、降火、生血为主，分上中下治……入方：黄连末、天花粉末、人乳汁（又云牛乳）、藕汁、生地黄汁。上后二味汁为膏，入前三味搜和，佐以姜汁和蜜为膏。徐徐留舌上，以白汤少许送下。能食者，加软石膏、天花粉。"

【组成】 黄连末2克，天花粉末10克，人乳（或牛乳）80毫升，藕汁50毫升，生地黄汁30毫升，蜂蜜10毫升，生姜汁3滴。

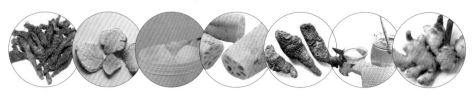

【用法】 上五味中，黄连、天花粉为末，用诸汁调服或加生姜汁、白蜜熬膏噙化。

【功用】 清热生津，滋阴润燥。

【主治】 消渴，口渴引饮，多食易饥，舌红苔燥，脉细数。

【方义方解】 本方是养阴润燥，清凉生津止渴之剂，适用于口干舌燥、口渴多饮、易饥多食的胃热消渴之证。方中黄连、天花粉清泻心火，生津止渴，是治疗消渴证的要药；生地黄汁、藕汁滋润降火，生津止渴；牛乳养血润燥；生姜汁和胃；白蜜益胃生津。合而用之，共奏清热生津，滋阴补血之功，故能使消渴痊愈。

【运用】

1. **辨证要点** 本方以口渴引饮、口干舌燥、多食易饥为辨证要点。

2. **加减变化** 可酌加麦冬、葛根、知母以加强生津止渴的功效。

3. **现代运用** 可用于糖尿病及热病后期津血虚损、小儿多饮多尿症等病证。

【方论精粹】

汪昂《医方集解》："治渴证胃热，善消水谷。渴而多饮为上消，肺热也；多食善饥为中消，胃热也；渴而小便数有膏为下消，肾热也；皆火盛而水衰也。经曰：二阳结谓之消。二阳者，阳明也，手阳明大肠主津，病消则目黄口干，是津不足也；足阳明胃主血，热则消谷善饥，是血中伏火，血不足也。未传能食者，必发脑疽痈疮；不能食者，必传中满鼓胀，皆不治之症。气分渴者，喜饮凉水，宜寒凉渗剂以清其热；血分渴者，喜饮热水，宜甘温酸剂以滋其阴。上轻中重下危，如上中平则不传下，肾消小便甜者为重。水生于甘而死于咸，小便本咸而反甘，是生气泄，脾气下隐人肾中，为土克水也。"

玉泉丸

【方歌】

> 玉泉葛根天花粉，麦参地草梅二茋。

【方源】 《丹溪心法·卷三·消渴四十六》："玉泉丸治烦渴口干。"

【组成】 麦冬（去心）、人参、茯苓、生地黄（半生半蜜炙）、乌梅
（焙）、甘草各30克，天花粉、葛根各45克。

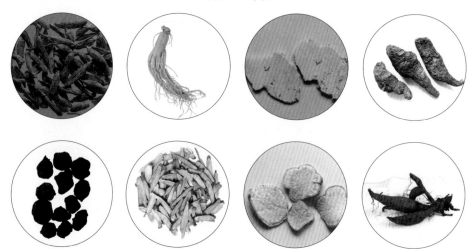

【用法】 上为末，蜜丸弹子大。每服一丸，温汤嚼下。

【功用】 养阴生津，止渴除烦，益气和中。

【主治】 烦热口干，口渴多饮。

【方义方解】 方用麦冬味甘，性平，入肺、胃、心经，《药性论》："治
热毒，止烦渴"，生津解渴，润肺止咳；人参味甘、微苦，性微温，入脾、
胃、肺三经《主治秘要》："补元气，止泻，生津液"，具有大补元气，生
津止渴，安神益智的功效，共为君药。辅以茯苓利水渗湿，健脾，宁心；半
生半蜜炙地黄既清热生津，凉血，止血，又补血滋阴，益精填髓，以上二药
为臣药。乌梅敛肺，涩肠，生津；天花粉清热生津；葛根升阳解肌，透疹止

泻，除烦止温，三药为佐药，使补不过于滋腻。甘草补脾益气，清热解毒，祛痰止咳，缓急止痛，调和诸药。综观全方，养阴生津，止渴除烦，益气和中，使湿邪、热毒得除则诸症可解。

玉泉，为泉水之美称，道家亦指口中舌下两脉之津液。本方用大队滋阴润燥、益气生津之品组方，服之可使阴精得充，津液自回，口中津津常润，犹如玉泉之水，源源不断。

<table>
<tr><td rowspan="2">君</td><td>麦冬</td><td>生津解渴，润肺止咳</td><td rowspan="9">诸药合用，共奏养阴生津、止渴除烦、益气和中之功</td></tr>
<tr><td>人参</td><td>大补元气，生津止渴，安神益智</td></tr>
<tr><td rowspan="2">臣</td><td>茯苓</td><td>利水渗湿，健脾，宁心</td></tr>
<tr><td>生地黄（半生半蜜炙）</td><td>清热生津，凉血，止血又补血滋阴，益精填髓</td></tr>
<tr><td rowspan="3">佐</td><td>乌梅</td><td>敛肺，涩肠，生津</td></tr>
<tr><td>天花粉</td><td>清热生津</td></tr>
<tr><td>葛根</td><td>升阳解肌，透疹止泻，除烦止温</td></tr>
<tr><td>使</td><td>甘草</td><td>补脾益气，缓急止痛，调和诸药</td></tr>
</table>

【运用】

1. **辨证要点**　本方以口渴多饮、口干舌燥，烦躁，能食与便溏并见，形体消瘦，精神不振，四肢乏力，舌质淡、苔白而干，脉细弱为辨证要点。

2. **使用注意**　属阴阳两虚消渴者慎用。

治自汗盗汗方

玉屏风散

【方歌】

玉屏风散用防风，黄芪相畏效相成，
白术益气更实卫，表虚自汗服之应。

【方源】 《丹溪心法·卷三·自汗四十九》："治自汗。"

【组成】 黄芪180克，防风、白术各60克。

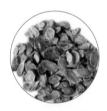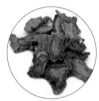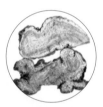

【用法】 上药共研末，每次10克，加生姜3片，水煎服。也可以开水送服散剂，每服6～9克，日服2次；丸剂，每服6～9克，日服3次；口服液，每服10毫升，日服3次。亦可改作汤剂水煎服，各药用量须酌减至汤剂常规剂量。

【功用】 能益气固表止汗。

【主治】 表虚卫气不固，易感风邪，恶风自汗，面色皓白，舌淡苔白，脉浮虚软。

【方义方解】 本证多由卫虚腠理不密，感受风邪所致。表虚失固，营阴不能内守，津液外泄，则常自汗；面色㿠白，舌淡苔薄白，脉浮虚皆为气虚之象。方中黄芪甘温，内补脾肺之气，外可固表止汗，为君药；白术健脾益气，助黄芪以加强益气固表之功，为臣药；佐以防风走表而散风邪，合黄芪、白术以益气祛邪。且黄芪得防风，固表而不致留邪；防风得黄芪，祛邪而不伤正，有补中寓疏，散中寓补之意。

君	黄芪	益气固表，实卫止汗	
臣	白术	健脾益气，助黄芪益气固表	黄芪配白术，汗不外泄，外邪易难内侵；本方以补气固表药为主，配合小量祛风解表之品，使补中寓散
佐	防风	走表而散风邪	

【运用】

1. **辨证要点** 主要用于治疗表虚卫气不固之证。临床应用以易于感冒，自汗、疲乏无力，为其辨证要点。

2. **加减变化** 临床如见气虚甚，加人参、甘草；阴伤者，加麦冬、南沙参、北沙参自汗不止，加浮小麦、糯稻根、煅牡蛎等。

3. **现代运用** 常用以治疗体虚感冒，自汗，盗汗，过敏性鼻炎，荨麻疹等；又有用以治疗多形性红斑，慢性肾炎，面瘫，咳嗽，小儿夏季热，紫癜，带下等病证。

4. **注意事项** 若属外感自汗或阴虚盗汗者，则不宜使用。

【方论精粹】

1. 吴昆《医方考》："卫气一亏，则不足以固津液，而自渗泄矣，此自汗之由也。白术、黄芪所以益气，然甘者性缓，不能速达于表，故佐之以防风。东垣有言，黄芪得防风而功愈大，乃相畏相使者也。是自汗也，与伤风自汗不同，伤风自汗责之邪气实；杂证自汗责之正气虚，虚实不同，攻补亦异。"

2. 《古今名医方论》："防风遍行周身，称治风之仙药，上清头面七窍，内除骨节疼痹、四肢挛急，为风药中之润剂，治风独取此味，任重功专矣。然卫气者，所以温分肉而充皮肤，肥腠理而司开阖。惟黄芪能补三焦而实卫，为玄府御风之关键，且无汗能发，有汗能止，功同桂枝，故又能治头目风热、大风癞疾、肠风下血、妇人子脏风，是补剂中之风药也。所以防风得黄芪，其功愈大耳。白术健脾胃，温分肉，培土即以宁风也。夫以防风之善祛风，得黄芪以固表，则外有所卫，得白术以固里，则内有所据，风邪去而不复来，当倚如屏，珍如玉也。"

当归六黄汤

【方歌】

> 玉屏风散用防风，黄芪相畏效相成，
> 白术益气更实卫，表虚自汗服之应。

【方源】 《丹溪心法·卷三·盗汗五十》："当归六黄汤治盗汗之神剂。"

【组成】 当归、生地黄、熟地黄、黄芩、黄柏、黄连各6克，黄芪12克。

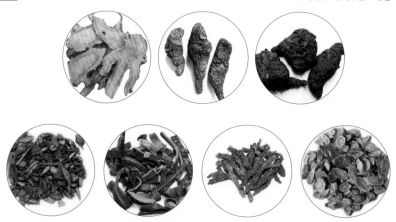

【用法】 上药为粗末，每服15克，水300毫升，煎至150毫升，食前服。小儿减半服之。

【功用】 滋阴泻火，固表止汗。

【主治】 阴虚火旺所致的盗汗。发热盗汗，面赤心烦，口干唇燥，大便干结，小便黄赤，舌红苔黄，脉数。

【方义方解】 本证多由阴虚火旺所致，治疗以滋阴泻火，固表止汗为主。肾阴亏虚不能于心火，虚火伏于阴分，助长阴分伏火，迫使阴液失守而盗汗；虚火上炎，故见面赤心烦；火耗阴津，乃见口干唇燥；舌红苔黄，脉数皆内热之象。方中当归养血增液，血充则心火可制；生地黄、熟地黄入肝肾而滋肾阴。三药合用，使阴血充则水能制火，共为君药。盗汗因于水不济火，火热熏蒸，故臣以黄连清泻心火，合以黄芩、黄柏泻火以除烦，清热以坚阴。君臣相合，热清则火不内扰，阴坚则汗不外泄。汗出过多，导致卫虚不固，故倍用黄芪为佐，一以益气实卫以固表，一以固未定之阴，且可合当归、熟地黄益气养血。诸药合用，共奏滋阴泻火，固表止汗之效。

君	当归	养血增液	三药合用，使阴血充则水能制火	诸药合用，共奏滋阴泻火、固表止汗之效
	生地黄	滋补肾阴		
	熟地黄			
臣	黄连	清泻心火		
	黄芩	泻火以除烦，清热以坚		
	黄柏			
佐	黄芪	固表益气养血		

【运用】

1. **辨证要点**　本方用于阴虚火旺所致的盗汗，临床应用以发热盗汗，面赤心烦，大便干结，小便黄赤，舌红苔黄，脉数为辨证要点。

2. **加减变化**　若阴虚而实火较轻者，可去黄连、黄芩，加知母，以泻火而不伤阴；汗出甚者，可加浮小麦、山茱萸增强止汗作用；若阴虚阳亢，潮热颊赤突出者，加白芍、龟甲滋阴潜阳。

3. **注意事项**　本方养阴泻火之力颇强，对于阴虚火旺，中气未伤者适用。若脾胃虚弱，纳减便溏者不宜使用。

═ 补损方 ═

大补阴丸

【方歌】

> 大补阴丸知柏黄，龟甲脊髓蜜成方，
> 咳嗽咯血骨蒸热，阴虚火旺制亢阳。

【方源】 《丹溪心法·卷三·补损五十一》："大补阴丸降阴火，补肾水。"

【组成】 熟地黄、龟甲各180克，黄柏、知母各120克，猪脊髓240克。

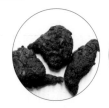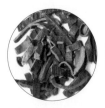

【用法】 以上五味，熟地黄、黄柏、龟甲、知母粉碎成粗粉，猪脊髓置沸水中略煮，除去外皮，与上述粗粉拌匀，干燥，粉碎成细粉，过筛，混匀。每100克粉末加炼蜜10～15克与适量的水，泛丸，干燥，即得。每服七十丸（6～9克），空心盐白汤送下。

【功用】 滋阴降火。

【主治】 阴虚火旺证。骨蒸潮热，盗汗遗精，咳嗽咯血，心烦易怒，足膝疼热，舌红少苔，尺脉数而有力。

【方义方解】 本方以滋阴降火为法，以"阴常不足，阳常有余，宜常养其阴，阴与阳齐，则水能制火"（《医宗金鉴· 删补名医方论》）为理论依据，方中重用熟地黄、龟甲滋阴潜阳，壮水制火，即所谓培其本，共为君药。继以黄柏苦寒泻相火以坚阴；知母苦寒而润，上能清润肺金，下能滋清肾水，与黄柏相须为用，苦寒降火，保存阴液，平抑亢阳，即所谓清其源，均为臣药。应用猪脊髓、蜂蜜为丸，此乃血肉甘润之品，填精益髓，既能助熟地黄、龟甲以滋阴，又能制黄柏之苦燥，俱为佐使。本证若仅滋阴则虚火难清，单清热则犹恐复萌，故须培本清源，使阴复阳潜，虚火降而诸症悉除。正如《删补名医方论》中说："是方能骤补真阴，以制相火，较之六味功用尤捷。"

本方的配伍特点是：滋阴药与清热降火药相配，培本清源，两相兼顾。其中龟甲、熟地黄用量较重，与知、柏的比例为3：2，表明本方以滋阴培本为主，降火清源为辅。

大补阴丸与六味地黄丸虽均能滋阴降火，但后者偏于补养肾阴，而清热之力不足；前者则滋阴与降火之力较强，故对阴虚而火旺明显者，选用该方为宜。

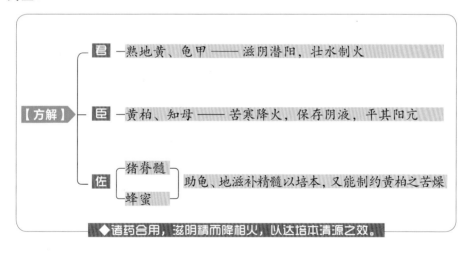

【方解】

君 ——熟地黄、龟甲——滋阴潜阳，壮水制火

臣 ——黄柏、知母——苦寒降火，保存阴液，平其阳亢

佐 猪脊髓 蜂蜜 助龟、地滋补精髓以培本，又能制约黄柏之苦燥

◆诸药合用，滋阴精而降相火，以达培本清源之效。

【运用】

1. **辨证要点** 本方为滋阴降火的常用方。以骨蒸潮热、舌红少苔、尺脉数而有力为辨证要点。

2. **加减变化** 咳嗽、咳痰不畅，可加贝母、百部、款冬花以润肺止咳；咯血、呕血，可加仙鹤草、白茅根以止血；阴虚较重者，可加麦冬、天冬以养阴润燥；

盗汗甚者，可加牡蛎、浮小麦以敛津止汗。

3. **现代运用** 甲状腺功能亢进、骨结核、肾结核、糖尿病等属阴虚火旺者，可用本方加减治疗。

4. **使用注意** 脾胃虚弱，食少便溏，以及火热属于实证者不宜使用。

【方论精粹】

1. 张秉成《成方便读》："夫相火之有余，皆由肾水之不足，故以熟地大滋肾水为君。然火有余则少火化为壮火，壮火食气，若仅以滋水配阳之法，何足以杀其犯獗之势？故必须黄柏、知母之苦寒入肾，能直清下焦之火者以折服之。龟为北方之神，其性善藏，取其甘寒益肾，介类潜阳之意，则龙雷之火，自能潜藏勿用。猪为水畜，用骨髓者，取其能通肾命，以有形之精髓而补之也。和蜜为丸者，欲其入下焦，缓以奏功也。"

2. 吴谦等《医宗金鉴·删补名医方论》："阴常不足，阳常有余，宜常养其阴，阴与阳齐，则水能制火，斯无病矣。今时之人，过欲者多，精血既亏，相火必旺，真阴愈竭，孤阳妄行，而痨瘵、潮热、盗汗、骨蒸、咳嗽、咯血、吐血等证悉作。所以世人火旺致此病者十居八九，火衰成此疾者百无二三。是方能骤补真阴，承制相火，较之六味功效尤捷。盖因此时以六味补水，水不能遽生；以生脉保金，金不免犹燥；惟急以黄柏之苦以坚肾，则能制龙家之火；继以知母之清以凉肺，则能全破伤之金。若不顾其本，即使病去犹恐复来，故又以熟地、龟甲大补其阴，是谓培其本，清其源矣。虽有是证，若食少便溏，则为胃虚，不可轻用。"

虎潜丸

【方歌】

> 虎潜丸中知柏黄，龟甲芍药陈皮方；
> 更加干姜与锁阳，滋阴降火筋骨强。

【方源】 《丹溪心法·卷三·补损五十一》："虎潜丸治痿与补肾丸同。"

【组成】 黄柏150克，龟甲120克，知母、熟地黄、陈皮、白芍各60克，锁阳45克，虎骨30克，干姜15克。

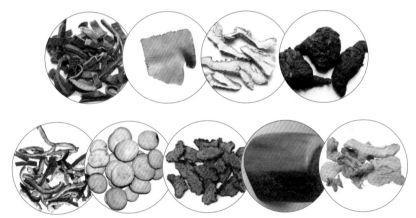

【用法】 研为细末，和蜜为丸，每丸约重10克，早、晚各服1丸，淡盐汤或开水送下。也可用饮片作汤剂，水煎服，各药剂量按原方比例酌减。

【功用】 滋阴降火，强壮筋骨。

【主治】 肝肾不足，阴虚内热之痿证。腰膝酸软，筋骨痿弱，腿足消瘦，步履乏力，或眩晕，耳鸣，遗精，遗尿，舌红少苔，脉细弱。

【方义方解】 本方用治肝肾精血不足，阴虚内热，不能濡养筋骨而致之痿证，故宜以补养肝肾，滋阴降火，强筋壮骨为法。方中黄柏苦寒入肾，擅清下焦相火。龟甲甘咸而寒，为血肉有情之品，可滋阴潜阳，益髓填精，补肾健骨。本方重用二药，既可补肝肾精血之不足，又能清肝肾虚火之内扰，标本并治，共为君药。配伍熟地黄滋肾益精，白芍养血柔肝，与龟甲同用滋阴之功益彰；知母苦寒质润，滋阴清热，与黄柏相合清热之力更著，三药俱为臣药。虎骨为强筋健骨，治疗筋骨痿软，脚弱无力之要药；锁阳甘温而质润，一则益精养血以助诸药滋阴之力，一则补肾壮阳而寓"阳中求阴"之法；干姜、陈皮温中暖脾，理气和胃，不仅可防黄柏、知母苦寒败胃之虞，而且可使诸阴柔之品滋而不腻，补而不滞，同为佐药。诸药合用，肝肾同补，补泻兼施，俾精血充而筋骨肌肉得以濡养，虚火降而精血津液无由以耗，筋骨渐强，步履复健而诸症乃瘥。

本方配伍特点有三：一是以滋阴药配伍降火药为主，标本兼治；二是在大队滋阴药中配入补阳之品，以"阳中求阴"；三是配伍温中和胃理气之药，使补而不滞。

君	黄柏	苦寒入肾，擅清下焦相火	既可补肝肾精血之不足，又能清肝肾虚火之内扰，标本并治	方用大补阴丸补肾滋阴，合以虎骨强筋健骨，治标与治本兼顾，为其配伍特点
	龟甲	甘咸而寒，可滋阴潜阳，益髓填精，补肾健骨		
臣	熟地黄	滋肾益精	与龟甲同用滋阴之功益彰	
	白芍	养血柔肝		
	知母	苦寒质润，滋阴清热	与黄柏相合清热之力更著	
佐	虎骨	强筋健骨		
	锁阳	甘温而质润，一则益精养血以助诸药滋阴之力，一则补肾壮阳而寓"阳中求阴"之法		
	干姜	温中暖脾，理气和胃	不仅可防黄柏、知母苦寒败胃之虞，而且可使诸阴柔之品滋而不腻，补而不滞	
	陈皮			

【运用】

1. **辨证要点**　本方以筋骨肌肉痿软欲废、舌红少苔、脉细弱为辨证要点。

2. **加减变化**　一方加金箔，一方用生地黄，懒言语者，加山药；脾虚，加白术、山药；肌肉萎缩，加鹿筋、淫羊藿、薏苡仁；痿证，加续断、杜仲、菟丝子。

3. **现代运用**　本方常用于治疗进行性肌萎缩、脊髓或颅内病变引起的肌萎缩性瘫痪、格林·巴利综合征、膝关节结核、小儿麻痹症、下肢慢性骨髓炎所致筋骨痿软、颅内血肿清除术后遗症、带下等。

4. **使用注意**　凡脾胃虚弱、痰湿风寒、湿热浸淫所致痿证，不宜用本方投治。

【方论精粹】

1. 吴昆《医方考》："此亦治阴分精血虚损之方也。虎，阴也；潜，藏也。是方欲封闭精血，故曰虎潜。人之一身，阳常有余，阴常不足。黄柏、知母，所以滋阴；地黄、归、芍，所以养血。牛膝能引诸药下行，锁阳能使阴精不泄。龟得天地之阴气最厚，故用以补阴；虎得天地之阴气最强，故用以壮骨。陈皮所以行滞，而羊肉之用，取其补也。"

2. 王子接《绛雪园古方选注》："虎，阴兽；潜，伏藏也。脏阴不藏，内热生痿者，就本脏分理以伏藏其阴也。故用龟甲为君，专通任脉，使其肩任三阴；臣以虎骨熄肝风，丸以羊肉补精髓，三者皆有情之品，能恋失守之阴；佐以地黄味苦补肾，当归味辛补肝；使以牛膝行血，陈皮利气，芍药约阴下潜，知、柏苦以坚之，锁阳涩以固之，其阴气自然伏藏而内守矣。"

益寿地仙丹

【方源】 《丹溪心法·卷三·补损五十一》："补五脏，填骨髓，续绝伤，黑髭发，清头目，聪耳听。"

【组成】 菊花、巴戟天各90克，枸杞子，肉苁蓉120克。

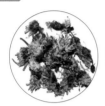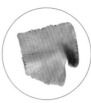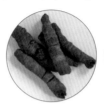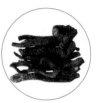

【用法】 上药共为末，炼蜜为丸，如梧桐子大。每服30丸，日服2～3次，空腹盐汤或温酒送服。也可改用饮片作汤剂水煎服，各药用量按常规剂量。

【功用】 补益肝肾。

【主治】 头晕、耳鸣、眼目昏糊。

【方义方解】 方中甘菊、枸杞子能平补肝肾之阴，补益精气乌发明目；巴戟天、肉苁蓉温补肾精，益髓，悦颜色，壮筋骨。

用养肝肾之菊花、枸杞子，配以益肾之巴戟天、肉苁蓉，为其配伍特点。

【运用】

1. **辨证要点** 主要用于治疗目糊眩晕症。临床应用以体虚头晕、耳鸣、眼目昏糊，为其辨证要点。

2. **加减变化** 如阴虚甚，加生地黄、麦冬；伴气虚，加黄芪、党参；阳虚者，加熟地黄、肉桂；项强者，加葛根；肩臂作痛者，加补骨脂、五加皮、威灵仙等。

3. **现代运用** 常用以治疗老年体虚、脑动脉硬化症、颈椎综合征、低血压等所致眩晕症。

肉苁蓉丸

【方源】 《丹溪心法·卷三·补损五十一》："肉苁蓉丸壮元气，养精神。"

【组成】 山茱萸30克，肉苁蓉60克（酒浸），楮实、枸杞子、地肤子、狗脊（去毛）、五味子、覆盆子、菟丝子、山药、补骨脂（炒）、远志（去心）、石菖蒲、萆薢、杜仲（去皮，炒）、熟地黄、石斛（去根）、白茯苓、牛膝（酒浸）、泽泻、柏子仁（炒）各30克。

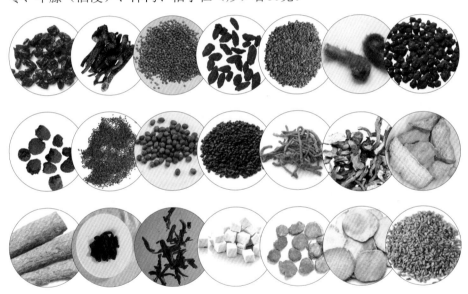

【用法】 上药为末，酒糊丸，如梧桐子大。每服60～70丸，空腹时用温酒送下。

【功用】 壮元气，养精神。

【主治】 虚损。

【方义方解】 本方具有温补肾阳，填精益髓之功效。所治证属肾阳不足，虚损。方用肉苁蓉味甘、咸，性温，补肾壮阳，益精，为滋肾补精血之要药；牛膝苦、甘、酸，平，归肝、肾经，具有益精利阴气，填骨髓的作用；杜仲味甘，性温，补益肝肾，强筋壮骨；狗脊味苦、甘，性温，补肝肾，强腰膝，以上四药补肾阳，益精血，温里驱寒，为君药。辅以熟地黄、山茱萸、石斛、楮实子、枸杞子、山药滋阴益肾，养肝补脾，填精益髓。佐以五味子、萆薢、柏子仁、覆盆子、菟丝子、茯苓涩精止遗，宁心安神；石菖蒲、地肤子、远志、泽泻祛风除痹，利水渗湿止遗。综观全方，补肾阳，益精血，滋阴益肾，养肝补脾，涩精止遗，宁心安神。诸药合用，以温肾阳为主而阴阳兼顾，肝脾肾并补，使元阳得复，则诸症可除。

【运用】

1. **辨证要点** 临床以腰膝酸软，头晕目眩，耳鸣耳聋，畏寒肢冷为辨证要点。

2. **加减变化** 若肾阳虚较甚，可酌情加适量鹿茸、淫羊藿。

肉苁蓉
药材档案

【别名】肉松蓉、纵蓉、苁蓉、大芸、寸芸。

【药材特征】肉苁蓉：呈扁圆柱形，稍弯曲，长3～15厘米，直径2～8厘米。表面棕褐色或灰棕色，密被覆瓦状排列的肉质鳞叶，通常鳞叶先端已断。体重，质硬，微有柔性，不易折断，断面棕褐色，有淡棕色点状维管束，排列成波状环纹。气微，味甜、微苦。

管花肉苁蓉：呈类纺锤形、扁纺锤形或扁柱形，稍弯曲，长5～25厘米，直径2.5～9厘米。表面棕褐色至黑褐色。断面颗粒状，灰棕色至灰褐色，散生点状维管束。

【性味归经】甘、咸，温。归肾、大肠经。

【功效主治】补肾阳，益精血，润肠通便。用于肾阳不足，精血亏虚，阳痿不孕，腰膝酸软，筋骨无力，肠燥便秘。

三补丸

【方源】 《丹溪心法·卷三·补损五十一》："三补丸治上焦积热，泄五脏火。"

【组成】 黄芩、黄柏、黄连各等份。

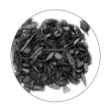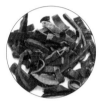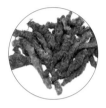

【用法】 上为末，蒸饼丸，如梧桐子大。

【功用】 清热泻火。

【主治】 上焦积热。

【方义方解】 方中黄连清热解毒，清上焦之火；黄芩清热燥湿，泻火解毒，止血，善于清中焦之火；黄柏清热燥湿解毒，善于清下焦之火。三药合用共同起到清热泻火，解毒疗疮，凉血止痢之功。黄芩、黄连、黄柏可清泻三焦之火，消除内热，以达到治愈之功。

【方论精粹】

吴昆《医方考》："少火之火，无物不生；壮火之火，无物不耗，《内经》曰壮火食气是也。故少火宜升，壮火宜降。今以三物降其三焦之壮火，则气得其生，血得其养，而三焦皆受益矣，故曰三补。黄芩苦而枯，故清热于上；黄连苦而实，故泻火于中；黄柏苦而润，故泻火于下。虽然火有虚实，是方但可以治实火，若虚者用之，则火反盛，谓降多亡阴也。丹溪曰：'虚火可补，人参、黄芪之类'。则虚实之辨，若天渊矣，明者幸求之证焉。"

八味定志丸

【方源】 《丹溪心法·卷三·补损五十一》："八味定志丸补益心神，安定魂魄，治痰，去胸中邪热，理肺肾。"

【组成】 人参45克，菖蒲、远志（去心）、茯神（去心）、茯苓各30克，白术、麦冬各15克，牛黄（另研）6克，朱砂3克。

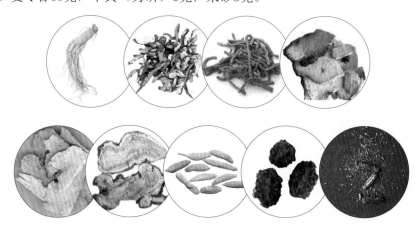

【用法】 上为末，蜜丸梧子大。米饮下三十丸，无时。

【功用】 补心安神，清热祛痰。

【主治】 心虚痰热，心烦惊悸，魂魄不定。

【方义方解】 方中人参安神益智，补心益气，安魂定魄，重用为君药。白术、茯苓补脾益气，助人参补心气；茯神、菖蒲、远志宁心安神，助人参安神之力，同时菖蒲、远志又有化痰之功，为臣药。麦冬清心安神，牛黄清心化痰，朱砂重镇安神，为佐药。诸药配伍，共奏补心安神，清心化痰，安魂定魄之功。

【运用】

1. **辨证要点** 临床以干咳，虚烦失眠，神疲健忘，舌红少苔，脉细数为辨证要点。

2. **加减变化** 若髓竭不足，加生地黄、当归；若肺气不足，加天冬、麦冬、五味子；若心气不足，加人参、茯神、菖蒲；若脾气不足，加白术、白芍、益智仁；若肝气不足，加天麻、川芎；若肾气不足，加熟地黄、远志、牡丹；若胆气不足，加细辛、酸枣仁、地榆；若神昏不足，加朱砂、预知子、茯神。

3. **现代运用** 现代用于治疗神经官能症、癔症、心肌炎、精神病、心律失常等病证。

4. **注意事项** 对脾胃虚弱，纳食欠佳，大便不实者，不易长期使用。

君	人参	安神益智，补心益气，安魂定魄		诸药配伍，共奏补心安神，清心化痰，安魂定魄之功
臣	白术	补脾益气	助人参补心气	
	茯苓			
	茯神	宁心安神	助人参安神之力	
	菖蒲			
	远志			
佐	麦冬	清心安神		
	牛黄	清心化痰		
	朱砂	重镇安神		

远 志
药 材 档 案

【别名】棘菀、细草、小草根、苦远志、关远志。

【药材特征】本品呈圆柱形，略弯曲，长3～15厘米，直径0.3～0.8厘米。表面灰黄色至灰棕色，有较密并深陷的横皱纹、纵皱纹及裂纹，老根的横皱纹较密更深陷，略呈结节状。质硬而脆，易折断，断面皮部棕黄色，木部黄白色，皮部易与木部剥离。气微，味苦、微辛，嚼之有刺喉感。

【性味归经】苦、辛，温。归心、肾、肺经。

【功效主治】安神益智，交通心肾，祛痰，消肿。用于心肾不交引起的失眠多梦，健忘惊悸，神志恍惚，咳痰不爽，疮疡肿毒，乳房肿痛。

价宝丹

【方源】　《丹溪心法·卷三·补损五十一》："价宝丹治五劳七伤，四肢无力，腿脚沉困，下元虚惫，失精阳痿。"

【组成】　川楝子60克，牛膝（酒浸）、槟榔、蛇床、莲子心、肉苁蓉（酒浸）、茯神、巴戟天（去心）、五味子、菟丝子、鹿茸（酥炙）、大茴香、人参、泽泻、白芍、山药、熟地黄、麦冬各30克，穿山甲（炙）一大片，乳香（另研）、淫羊藿、凤眼草各9克，沉香、白檀、补骨脂（炒）、葫芦巴（炒）各15克。

【用法】　上为末，蜜丸梧子大。空腹服70丸，白汤下。

【功用】　温补元阳，填精益肾。

【主治】　劳作过度，耗损元阳。

【方义方解】　方中重用川楝子为君，以大量温阳补肾壮阳药如肉苁蓉、鹿茸、牛膝等与之相配，使温补元阳的同时又不至于耗损肾水。此外，川楝子本身也有坚肾水的功效，使"阳得阴助而生化无穷"。另外，再加以人参、麦冬、五味子、山药、熟地黄、白芍之类益气养阴，健脾填精。诸药相配，共奏补元阳，填精髓之效。

【运用】

1. **辨证要点**　临床以四肢无力，下元虚惫，失精阳痿，舌白，脉沉细弱为辨证要点。

2. **现代运用**　常用于肾病综合征，老年骨质疏松症，精少不育症，以及贫血，白细胞减少症等属元阳亏损者。

3. **注意事项**　对于肾虚兼有湿浊者，不宜使用。

加减补阴丸

【方源】 《丹溪心法·卷五·秘方一百》："加减补阴丸治阴虚。"

【组成】 熟地黄240克，菟丝子（盐酒浸一宿）、牛膝（酒浸）各120克，当归（酒浸）、白芍（炒）、锁阳（酥炙）各90克，补骨脂、枸杞子各45克，黄柏（炒）、山药、人参、虎骨（酥炙）、黄芪、杜仲（炒）各60克，龟甲（酥炙）30克，冬加干姜30克。方中补骨脂用量原缺，据《东医宝鉴·杂病篇》补。

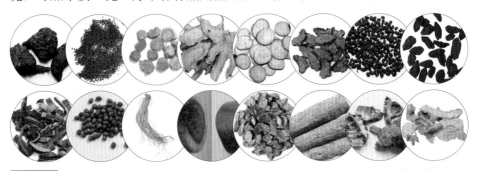

【用法】 上为末，猪骨髓入蜜为丸，如梧桐子大，每服100丸，空心盐汤送下。

【功用】 补阴扶阳。

【主治】 阴虚。

【方义方解】 本方所治证属阴阳俱虚。方中熟地黄为君，性微温，味甘，入心、肝、肾经，长于补益阴血，又能补益肾精。臣以龟甲、枸杞子滋阴潜阳以制虚火，阴盛阳自潜，水充火自降；配以黄柏清泄相火而保真阴，使火降而不耗阴，培本清源；锁阳、补骨脂、杜仲、菟丝子温补肾阳，补益精血；当归、牛膝活血补血；人参、山药、黄芪补气养血；更以猪脊髓、蜂蜜血肉甘润之品，填精保阴生津补液。此方气血阴阳俱补，且有补而不滞之功。

【运用】

1. **辨证要点** 临床以久病虚损，时发潮热，气攻骨脊，拘急疼痛，夜梦遗精，面色萎黄，脚膝无力，舌苔白，脉细数为辨证要点。

2. **现代运用** 用于久病体虚，阴阳俱虚者。

治六郁方

越鞠丸

【方歌】

> 越鞠丸治六般郁，气血湿痰食火因；
> 香附苍芎兼栀曲，气畅郁舒痛闷伸。

【释名】 "鞠"即郁也，因本方能发越郁结之气，故名"越鞠"。

【方源】 《丹溪心法·卷三·六郁五十二》卷："解诸郁。又名芎术丸。"

【组成】 香附、川芎、苍术、栀子、神曲各等份（6～10克）。

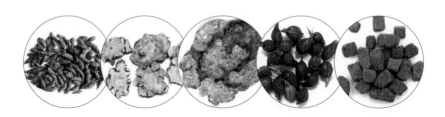

【用法】 上为末，水丸如绿豆大（原书未著用法用量）。现代用法：水丸，每服6～9克，温开水送服。亦可按参考用量比例作汤剂煎服。

【功用】 行气解郁。

【主治】 六郁证。胸膈痞闷，脘腹胀痛，嗳腐吞酸，恶心呕吐，饮食不消。

【方义方解】 本方由肝脾气机郁滞，以致气、血、火、湿、痰、食相因成郁，以气郁为先。人以气为本，气和则病无由生，若喜怒无常，忧思过度，或饮食失节，寒温不适等，均可引起气机郁滞。肝气郁结，气机不畅，则胸膈痞闷胀痛；气郁日久势必及血，而致血郁，则胁腹刺痛而有定处；郁久化火，则病火郁，则吞酸嘈杂；肝郁乘脾，运化失司，脾不胜湿则湿郁；湿聚生痰则痰郁，嗳气呕恶；水谷不运，则饮食不消为食郁。气、血、火郁责之于肝，湿、痰、食郁责之于脾。由此可见，六郁之病主要在肝脾郁滞，尤以气郁为主。其治法，重在行气解郁，使气行则血行，气顺则火、湿、痰、食诸郁皆消。

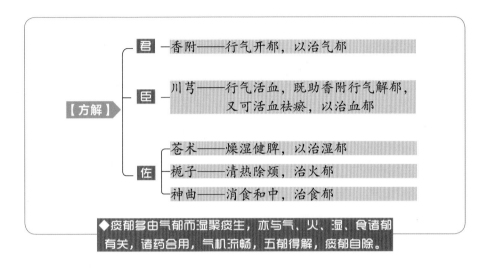

【方解】

君——香附——行气开郁，以治气郁

臣——川芎——行气活血，既助香附行气解郁，又可活血祛瘀，以治血郁

佐——苍术——燥湿健脾，以治湿郁
　　栀子——清热除烦，治火郁
　　神曲——消食和中，治食郁

◆痰郁多由气郁而湿聚痰生，亦与气、火、湿、食诸郁有关，诸药合用，气机流畅，五郁得解，痰郁自除。

【运用】

1. **辨证要点**　本方是主治气血痰火湿食"六郁"的代表方，临床应用以胸膈痞闷、脘腹胀痛、饮食不消等为辨证要点。

2. **加减变化**　食郁偏重者，重用神曲，酌加麦芽、山楂以助消食；痰郁偏重者，酌加瓜蒌、半夏以助祛痰；湿郁偏重者，重用苍术，酌加泽泻、茯苓以助利湿；火郁偏重者，重用栀子，酌加黄连、黄芩以助清热泻火；气郁偏重者，可重用香附，酌加枳壳、木香、厚朴等以助行气解郁；血郁偏重者，重用川芎，酌加赤芍、桃仁、红花等以助活血祛瘀。

3. **现代运用**　本方常用于胃神经官能症、慢性胃炎、胃及十二指肠溃疡、胆石症、肝炎、胆囊炎、痛经、月经不调、肋间神经痛等辨证属"六郁"者。

热郁方

【方源】 《丹溪心法·卷三·六郁五十二》。

【组成】 栀子（炒）、青黛、香附、苍术、川芎。

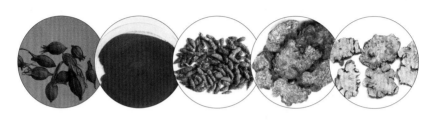

【用法】 水煎服。

【功用】 清热散郁。

【主治】 热郁者，瞀闷，小便赤，脉沉数。

【方义方解】 栀子性寒，味归心经、肝经、肺经胃经、三焦经，清热，祛火，解毒，凉血，朱震亨："栀子泻三焦火，清胃脘血，治热厥心痛，解热郁，行结气。"青黛味苦，性寒，入肝、脾二经，除热解毒，兼能凉血，共奏清热解毒，凉血消斑，泻火定惊之功，二药共为君药。香附疏肝解郁，理气宽中，调经止痛；苍术燥湿健脾，祛风散寒，明目；川芎活血行气，祛风止痛。综观全方，清热解毒，疏肝解郁，燥湿健脾，活血行气，使热毒得除，脾健而气血足，则诸症可解。

君	栀子	清热，祛火，解毒，凉血	诸药合用，共奏清热散郁之功
	青黛	除热解毒，兼能凉血	
臣	香附	疏肝解郁，理气宽中，调经止痛	
	苍术	燥湿健脾，祛风散寒，明目	
	川芎	活血行气，祛风止痛	

【运用】

1.**辨证要点**　临床应用以不发热，常自觉热蒸不能解，舌质红、苔黄燥，小便赤，脉沉数等为辨证要点。

2.**加减变化**　若属少阳证热，可加柴胡、黄芩；若阳明气分证热，可加石膏、知母、天花粉；若属阳明腑实证热，可加大黄、芒硝、玄明粉。

青　黛
药 材 档 案

【别名】花露、淀花、靛花、蓝靛、青蛤粉、青缸花。

【药材特征】本品为深蓝色的粉末，体轻，易飞扬；或呈不规则多孔性的团块，用手搓捻即成细末。微有草腥气，味淡。

【性味归经】咸，寒。归肝经。

【功效主治】清热解毒，凉血消斑，泻火定惊。用于温毒发斑，血热吐衄，胸痛咳血，口疮，痄腮，喉痹，小儿惊痫。

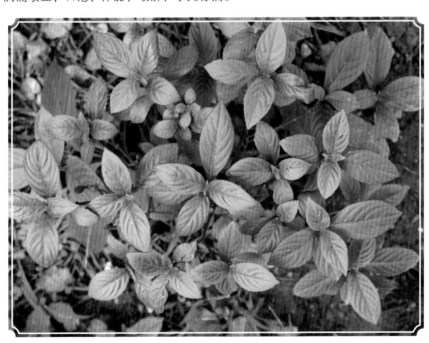

气郁方

【方源】 《丹溪心法·卷三·六郁五十二》。

【组成】 香附（童便浸）、苍术（米泔浸）、川芎。

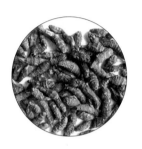 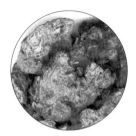 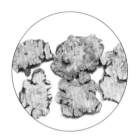

【用法】 水煎服。

【功用】 疏肝理气，燥湿健脾，祛风解表。

【主治】 气郁。

【方义方解】 本方所治证因肝气郁滞，脾失健运，痰郁气结，蒙蔽神窍所致。方中香附辛、微苦、微甘，平，归肝、脾、三焦经，《本草衍义补遗》："香附子，必用童便浸……"此阳生阴长之义也，治以疏肝解郁，理气宽中，为君药。苍术具有散风除湿解郁的功效，为臣药。佐以川芎燥湿健脾，祛风解表。

君	香附	疏肝解郁，理气宽中	诸药合用，共奏疏肝理气，燥湿健脾，祛风解表之功
臣	苍术	散风除湿解郁	
佐	川芎	燥湿健脾，祛风解表	

【运用】

1. **辨证要点** 临床应用以神昏，舌苔白腻，脉缓为辨证要点。

2. **使用注意** 忌辛辣。

食郁方

【方源】 《丹溪心法·卷三·六郁五十二》。

【组成】 苍术、香附、山楂、神曲（炒）、针砂（醋炒七次研极细）。

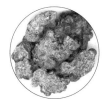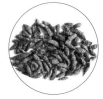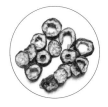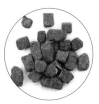

【用法】 水煎服。

【功用】 消食解郁。

【主治】 食郁。

【方义方解】 本方所治证属食滞不消，气机郁阻。方中苍术味辛、苦，性温，归脾、胃、肝经，燥湿健脾为君。山楂，酸、甘，微温，入脾、胃、肝经，消食积；神曲，甘、辛，温，归脾、胃经，健脾和胃，消食化积，二药合用为臣，健脾消食化积。佐以香附疏肝理气宽中，针砂除湿利水。诸药合用，共奏消食解郁之功。

食郁方与保和丸均能利消食化积，但后者导滞之力较强，且无解郁之功；前者解郁之力较强。故食滞不消，气机郁阻者适用此方。

君	苍术	燥湿健脾	诸药合用，共奏消食解郁之功
臣	山楂	消食积	
	神曲	健脾和胃，消食化积	
佐	香附	疏肝理气宽中	
	针砂	除湿利水	

【运用】

1. **辨证要点** 临床以症见吞酸嗳气，腹满不能食，黄疸，鼓胀，痞块，脉紧实为辨证要点。

2. **加减变化** 春，加川芎；夏，加苦参；秋冬，加吴茱萸。

治积聚痞块方

保和丸

【方歌】

> 保和神曲与山楂，陈翘莱菔苓半夏；
> 消食化滞和胃气，煎服亦可加麦芽。

【方源】　《丹溪心法·卷三·积聚痞块五十四》："治一切食积。"

【组成】　山楂180克，神曲60克，半夏、茯苓各90克，陈皮、连翘、莱菔子各30克。

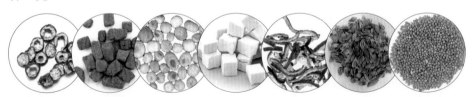

【用法】　以上诸药共为细末，水泛为丸，每次服6～9克，温开水或麦芽煎汤送服；亦可作汤剂，用量按原方比例酌定。

【功用】　消食和胃。

【主治】　食积停滞，胸脘痞满，腹胀时痛，嗳腐吞酸，恶食，或呕吐泄泻，脉滑，舌苔厚腻或黄。

【方义方解】　本方证因饮食不节，暴饮暴食所致。《素问·痹论》说："饮食自倍，肠胃乃伤。"若饮食过度，食积内停，气机不畅，则脘腹痞满胀痛；脾胃升降失职，浊阴不降，则嗳腐吞酸、恶食呕逆；清气不升，则大便泄泻等。治宜消食化滞，理气和胃。

　　方中重用山楂，能消一切饮食积滞，善于消肉食之积，为君药。神曲消食健脾，善于化酒食陈腐油腻之积；莱菔子下气消食祛痰，善于消谷面蔬菜之积，共为臣药。三药并用，以消各种饮食积滞。饮食积滞，浊气上逆，以半夏降逆燥湿，醒脾和胃止呕；气机壅滞，以陈皮理气化湿，醒脾和胃；以茯苓益气健脾，渗湿止泻；饮食积滞，生得消，湿祛热清，胃气因和，诸症悉除。

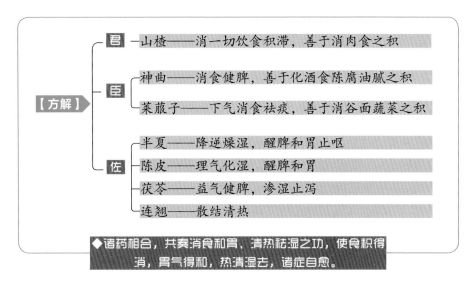

【方解】

君 — 山楂——消一切饮食积滞，善于消肉食之积

臣 — 神曲——消食健脾，善于化酒食陈腐油腻之积
　　 莱菔子——下气消食祛痰，善于消谷面蔬菜之积

佐 — 半夏——降逆燥湿，醒脾和胃止呕
　　 陈皮——理气化湿，醒脾和胃
　　 茯苓——益气健脾，渗湿止泻
　　 连翘——散结清热

◆诸药相合，共奏消食和胃、清热祛湿之功，使食积得消，胃气得和，热清湿去，诸症自愈。

【运用】

1. **辨证要点**　本方功可消食导滞，是治疗各种食积的通用方剂。临床以脘腹痞满、嗳腐厌食、苔厚腻、脉滑为辨证要点。

2. **加减变化**　食积化热者，可加黄连、黄芩以清热泻火；食积较甚者，可加槟榔、枳实等以增强行气消积的功效；兼脾虚者，则需加白术等以益气健脾，消中兼补；积滞成实、大便秘结者，可加槟榔、大黄以通便导滞。

3. **现代运用**　本方主要用于消化不良、肠炎、慢性胆囊炎、急慢性胃炎、婴幼儿消化不良腹泻等属食积内停者。

4. **使用注意**　本方虽由消导药为主组成，但药力较缓，宜于食积之伤胃轻证者；脾虚食滞者不宜单独应用。

香棱丸

【方源】 《丹溪心法·卷三·积聚痞块五十四》："香棱丸治五积六聚气块。"

【组成】 三棱（醋炒）180克，青皮、陈皮、莪术（炮，或醋炒）、枳壳（炒）、枳实（炒）、莱菔子（炒）、香附子（炒）各90克，黄连、神曲（炒）、麦芽（炒）、鳖甲（醋炙）、干漆（炒烟尽）、桃仁（炒）、硇砂、砂仁、当归、木香、炙甘草各30克，槟榔180克，山楂120克。

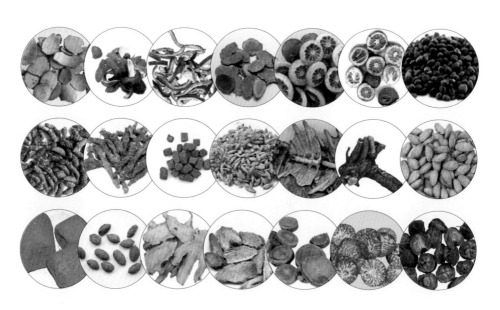

【用法】 上为末，醋糊丸。每服30～50丸，白汤下。

【功用】 破血行气，消积止痛。

【主治】 五积六聚气块。

【方义方解】 本方所治证属气机阻滞，瘀血内结。方中三棱、莪术，辛、苦，温，归肝、脾经，破血行气，消积止痛为君，莪术又可消食化积。青皮，味苦、辛，性温，归肝、胆、胃经，疏肝破气，消积化滞；枳实，苦、辛、酸，温，归脾、胃经，破气消积，化痰散痞，二药助君破血行气；陈皮，理气健脾；枳壳，理气宽中，行滞消胀；莱菔子降气；香附，疏肝理气；砂仁化湿开胃，理气，上药共用为臣。佐以当归梢补血，润燥；木香、山楂行气活血止痛，健脾消食。甘草为使，调和诸药。诸药合用，共奏破血行气，消积止痛之功效。

香棱丸与五积散均有行气，消积，止痛之功。后者偏于散寒祛湿化痰而破血行气之力稍不足，前者具有较强的破血行气之功，故对气机阻滞，瘀血内结之五积六聚气块者适用。

· 丹溪妙论 ·

五脏之积曰五积，六腑之积曰六聚。积有定形，聚无定处。不问何经，并宜服十味大七气汤，吞下尊贵红丸子。凡木香、槟榔，去气积；神曲、麦芽，去酒积；虻虫、水蛭去血积；礞石、巴豆，去食积；牵牛、甘遂，去水积；雄黄、腻粉，去涎积；硇砂、水银去肉积。各从其类也。肝积曰肥气，肺积曰息贲，心积曰伏梁，脾积曰痞气，肾积曰奔豚。其如积聚之脉，实强者生，沉小者死。

三 棱

药材档案

【别名】荆三棱、京三棱、光三棱、红蒲根。

【药材特征】本品呈圆锥形，略扁，长2～6厘米，直径2～4厘米。表面黄白色或灰黄色，有刀削痕，须根痕小点状，略呈横向环状排列。体重，质坚实。气微，味淡，嚼之微有麻辣感。

【性味归经】辛、苦，平。归肝、脾经。

【功效主治】破血行气，消积止痛。用于癥瘕痞块，痛经，瘀血经闭，胸痹心痛，食积胀痛。

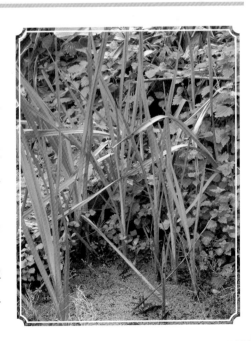

═ 治脚气方 ═

健步丸

【方源】 《丹溪心法·卷三·脚气五十五（附足跟痛）》。

【组成】 生地黄、吴茱萸、黄芩各15克，当归、赤芍、陈皮、苍术、牛膝各30克，桂枝6克，大腹子3个。

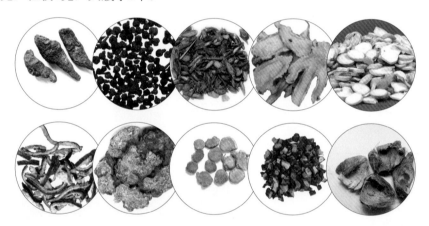

【用法】 上为末，蒸饼丸如梧子大。每服100丸，空心，煎白术、木通汤下。

【功用】 清热祛湿，养阴解毒。

【主治】 湿热脚气。

【方义方解】 生地黄味甘，性寒，归心、肝、肾经，可清热，养阴，生津；牛膝味苦、酸，性平，归肝、肾经，功能补肝肾，强筋骨，逐瘀通经，引血下行。二者共为君药。吴茱萸味辛苦，性热，有小毒，归肝、脾、胃、肾经，能散寒止痛，助阳；桂枝味辛、甘，性温，归心、肺、膀胱经，能发汗解肌，温通经脉，助阳化气，平冲降气；当归甘、辛，性温，归肝、心、脾经，功能补血活血；赤芍味苦，性微寒，归肝经，功能清热凉血，散瘀止痛；黄芩味苦，性寒，归肺、胆、脾、大肠、小肠经，功能清热燥湿，泻火解毒，以上皆为臣药。苍术味辛、苦，性温，归脾、胃、肝经，功能燥湿健脾，擅长治疗脚气痿躄，风湿痹痛；陈皮味苦、辛，性温，归肺、脾经，功能理气健脾，燥湿化痰；大腹子辛、苦，温，归肝、胃、脾、小肠、大肠经，功能杀虫、消积、行气、利水。三者可谓佐使药。

君	生地黄	清热，养阴，生津
	牛膝	补肝肾，强筋骨，逐瘀通经，引血下行
臣	吴茱萸	散寒止痛，助阳
	桂枝	发汗解肌，温通经脉，助阳化气，平冲降气
	当归	补血活血
	赤芍	清热凉血，散瘀止痛
	黄芩	清热燥湿，泻火解毒
佐使	苍术	燥湿健脾
	陈皮	理气健脾，燥湿化痰
	大腹子	

• 丹溪妙论 •

脚气，须用升提之药，提起其湿，随气血用药，有脚气冲心者，宜四物汤加炒黄柏，再宜涌泉穴用附子末津唾调敷上，以艾灸，泄引热下。

吴茱萸
药材档案

【别名】茶辣、曲药子、伏辣子、食茱萸、臭泡子。

【药材特征】本品呈球形或略呈五角状扁球形，直径 2～5 毫米。表面暗黄绿色至褐色，粗糙，有多数点状突起或凹下的油点。顶端有五角星状的裂隙，基部残留被有黄色茸毛的果梗。质硬而脆，横切面可见子房 5 室，每室有淡黄色种子 1 粒。气芳香浓郁，味辛辣而苦。

【性味归经】辛、苦，热。有小毒。归肝、脾、胃、肾经。

【功效主治】散寒止痛，降逆止呕，助阳止泻。用于厥阴头痛，寒疝腹痛，寒湿脚气，经行腹痛，脘腹胀痛，呕吐吞酸，五更泄泻。

脚软筋痛方

【方源】 《丹溪心法·卷三·脚气五十五（附足跟痛）》。

【组成】 牛膝60克，白芍45克，龟甲（酒炙）、黄柏（酒炒）各30克，知母（炒）、甘草各15克。

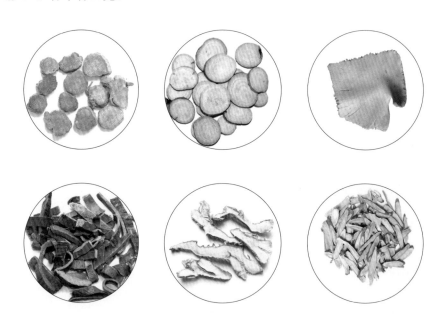

【用法】 上为末。酒糊为丸。

【功用】 补肾强骨，清热燥湿。

【主治】 肝肾亏虚，下焦燥湿。

【运用】

1. **辨证要点** 临床以腰膝酸软，腿足消瘦，筋骨无力，步履乏力，眩晕，耳鸣，遗精遗尿，舌红少苔，脉细数为辨证要点。

2. **现代运用** 常用于甲亢，糖尿病足，下肢术后肌肉萎缩等属肝肾亏虚者。

3. **注意事项** 脾胃虚弱，食少便溏者慎用。

治惊悸怔忡方

养心汤

【方歌】

> 养心汤里二茯芪，半夏当归柏子仁；
> 枣仁川芎炙远志，人参味甘与肉桂。

【方源】 《丹溪心法·卷四·惊悸怔忡六十一》："治心虚血少，惊悸不宁。"

【组成】 炙黄芪、茯苓、茯神、半夏曲、当归、川芎各15克，炒酸枣仁9克，柏子仁、炙远志、五味子、人参、肉桂各6克，炙甘草12克。

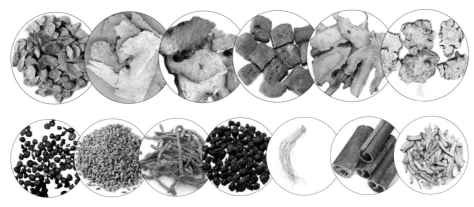

【用法】 上药为粗末。每服9克，加生姜3片，大枣1枚，水煎服，日服2次。也可用饮片作汤剂，水煎服，每日1剂，日服2次。

【功用】 养心宁神。

【主治】 心神不宁、面色不华、气短乏力、惊悸怔忡、失眠健忘。

【方义方解】 凡心气亏虚引起的心悸、怔忡等症，治宜养心宁神。方用人参、黄芪、当归、川芎、炙甘草益气养血，配以酸枣仁、柏子仁、远志、茯神滋养安神。五味子收敛心气，肉桂温心阳，茯苓、半夏化痰宁心。合而用之，共奏益气养血，宁心安神之功效。

【运用】

1. **辨证要点** 主要用于治疗心气亏虚引起的心悸怔忡等证。临床应用以面色不华，气短乏力、心悸不安、夜寐不宁，为其辨证要点。

2. **现代运用** 可用于各种心律失常、失眠、神经官能症等病证。

3. **使用注意** 痰热内扰，阴虚火旺者，不宜使用本方。

【方论精粹】

吴昆《医方考》："《内经》曰：'阳气者，精则养神。'故用人参、黄芪、茯神、茯苓、甘草以益气；又曰：'静则脏养，燥则消亡。'故以当归、远志、柏仁、酸枣仁、五味子以润燥，养气所以养神，润燥所以润血，若川芎者，所以调肝而益心之母，半夏曲所以醒脾而益心之子；辣桂辛热，从火化也，《易》曰：'火就燥，故能引诸药直达心君而补之，《经》谓之从治是也。'"

黄 芪

药 材 档 案

【别名】绵芪、绵黄芪、黄耆、箭芪。

【药材特征】本品呈圆柱形。有的有分枝，上端较粗，长 30～90 厘米，直径 1～3.5 厘米。表面淡棕黄色或淡棕褐色，有不整齐的纵皱纹或纵沟。质硬而韧，不易折断，断面纤维性强，并显粉性，皮部黄白色，木部淡黄色，有放射状纹理及裂隙，老根中心偶呈枯朽状，黑褐色或呈空洞。气微，味微甜，嚼之微有豆腥味。

【性味归经】甘，微温。归肺、脾经。

【功效主治】补气升阳，固表止汗，利水消肿，生津养血，行滞通痹，托毒排脓，敛疮生肌。用于气虚乏力，食少便溏，中气下陷，久泻脱肛，便血崩漏，表虚自汗，气虚水肿，内热消渴，血虚萎黄，半身不遂，痹痛麻木，痈疽难溃，久溃不敛。

治痛风方

二妙散

【方歌】

> 二妙散中苍柏煎，若云三秒牛膝添；
> 再加苡仁名四妙，湿热下注痿痹痊。

【方源】　《丹溪心法·卷四·痛风六十三》："治筋骨疼痛因湿热者。有气加气药，血虚者加补药，痛甚者加生姜汁，热辣服之。"

【组成】　黄柏(炒)、苍术(米泔水浸，炒)各15克。

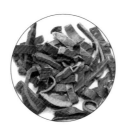 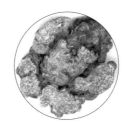

【用法】　上二味为末，沸汤，入姜汁调服。现代用法：为散剂，各等份，每次服3～5克，或为丸剂，亦可作汤剂，水煎服。

【功用】　清热燥湿。

【主治】　湿热下注证。筋骨疼痛，或两足痿软，或足膝红肿疼痛，或湿热带下，或下部湿疮、湿疹，小便短赤，舌苔黄腻者。

【方义方解】　本方为治疗湿热下注之基础方。湿热下注，流于下肢，使筋脉弛缓，则两足痿软无力，而成痿证。湿热痹阻筋脉，以致筋骨疼痛、足膝红肿，或为脚气；湿热下注于带脉与前阴，则为带下臭秽或下部湿疮，小便短赤，舌苔黄腻是为湿热之征。治宜清热燥湿。

　　方中黄柏为君，取其苦以燥湿，寒以清热，其性沉降，长于清下焦湿热。臣以苍术，辛散苦燥，长于健脾燥湿。二药相伍，清热燥湿，标本兼顾。入姜汁调服，取其辛散以助药力，增强通络止痛之功。

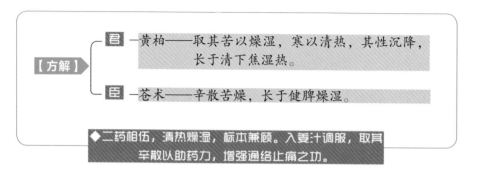

【方解】

君 — 黄柏——取其苦以燥湿，寒以清热，其性沉降，长于清下焦湿热。

臣 — 苍术——辛散苦燥，长于健脾燥湿。

◆二药相伍，清热燥湿，标本兼顾。入姜汁调服，取其辛散以助药力，增强通络止痛之功。

【运用】

　　1. 辨证要点　本方为治疗湿热下注所致痿、痹、脚气、带下、湿疮等病证的基础方，其清热燥湿之力较强，宜于湿热俱重之证。临床应用以足膝肿痛、小便短赤、舌苔黄腻为辨证要点。

　　2. 加减变化　运用本方宜根据病证之不同适当加味。湿热脚气，宜加木瓜、薏苡仁、槟榔等以渗湿降浊；湿热痿证，可加木瓜、豨莶草、萆薢等祛湿热，强筋骨；下部湿疮、湿疹，可加土茯苓、赤小豆等清湿热，解疮毒。

　　3. 现代运用　本方适用于风湿性关节炎、阴道炎、阴囊湿疹等属湿热下注者。

　　4. 使用注意　湿多热少者，不宜使用。

上中下通用痛风方

【方歌】

> 黄柏苍术天南星，桂枝防己及威灵；
> 桃仁红花龙胆草，羌芷川芎神曲停；
> 痛风湿热与痰血，上中下通用之听。

【方源】 《丹溪心法·卷四·痛风六十三》："治上中下疼痛。"

【组成】 酒炒黄柏、苍术、川芎、天南星各60克，桂枝、威灵仙、羌活各9克，防己、桃仁、白芷各15克，龙胆草1.5克，炒神曲30克，红花4.5克。

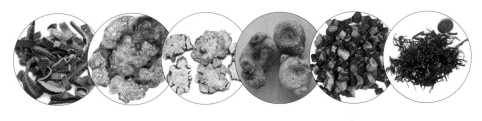

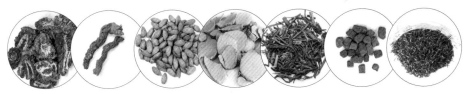

【用法】 共为末，曲糊为丸如梧桐子大，每服一百丸，空心白汤下（现代用法：药量酌减，水煎服）。

【功用】 疏风清热，祛湿化痰，活血止痛。

【主治】 痛风有寒、有湿、有热、有痰，有血之不同，此为通治。

【方义方解】 痛风一证，以外受风邪为主，每多挟寒、挟热、挟湿、挟痰或瘀血阻络等病因，本方可通治各种原因所致痛风证。方中重用苍术祛风散寒，燥湿健脾；天南星辛苦温，燥湿化痰散风，共为君药。白芷、羌活、桂枝助君疏散风邪（白芷祛头面之风，羌活去骨节之风湿，桂枝去手臂之风），威灵仙祛风除湿，通经络，共为臣药。黄柏、龙胆草均苦寒，清热燥湿；桃仁、红花活血祛瘀；川芎为血中气药，理中焦之气滞。诸药相配，能疏散风邪于上，泻热利湿于下，活血、燥痰、消滞以调中，故上中下各种原因引起的痛风可通治。

	苍术	祛风散寒，燥湿健脾	
君	天南星	燥湿化痰散风	
臣	白芷	祛头面之风	诸药相配，能疏散风邪于上，泻热利湿于下，活血燥痰消滞以调中，故上中下各种原因引起的痛风可通治
	羌活	去骨节之风湿	
	桂枝	温经通络	
	威灵仙	祛风除湿，通经络	
佐	黄柏	清热燥湿	
	龙胆草		
	桃仁	活血祛瘀	
	红花		
	川芎	理中焦之气滞	

【运用】

1. **辨证要点** 四肢关节疼痛，游走不定，屈伸不利，如骨折脱位后期或损伤日久，筋膜粘连，关节屈伸不利或筋痹（关节炎、肌腱炎、肩周炎、骨化性肌炎），或风湿热痹。

2. **加减变化** 病在上肢加姜黄，下肢加牛膝、木瓜，腰部加杜仲，夹痰加白芥子，骨折脱位加骨碎补，寒甚加制川乌、制草乌，风甚加寻骨风、防风，湿甚加独活，湿热加薏仁，痛甚加乳香、没药。

3. **现代运用** 三叉神经痛、肩关节周围炎、腰肌劳损、坐骨神经痛、陈旧性腰部软组织损伤、增生性膝关节炎、陈旧性跟骨骨折等。

4. **注意事项** 本方与薏苡仁汤均有祛风湿、止痹痛之功，以治风湿痹阻经络之症。但前者功兼清热活血，尤能通畅三焦之经络，故以三焦风湿痹证，日久不愈者为宜；后者功专温通，故以寒湿无瘀之痹证宜之。

【方论精粹】

汪昂《医方集解》："此治痛风之通剂也。黄柏清热，苍术燥湿，龙胆泻火，防己行水，四者所以治湿与热也。南星燥痰散风，桃仁、红花活血化瘀，川芎为血中气药，四者所以治痰与血也。羌活祛百节之风，白芷祛头面之风，桂枝、威灵仙祛臂胫之风，四者所以治风也；加神曲者，所以消中州陈积之气也。疏风以宣于上，泻热利湿以泄于下，活血燥痰消滞以调其中，所以能兼治而通用也。证不兼者，以意消息可矣。"

天南星

药材档案

【别名】虎掌、南星、野芋头、独角莲、虎掌南星。

【药材特征】本品呈扁球形，高 1 ~ 2 厘米，直径 1.5 ~ 6.5 厘米。表面类白色或淡棕色，较光滑，顶端有凹陷的茎痕，周围有麻点状根痕，有的块茎周边有小扁球状侧芽。质坚硬，不易破碎，断面不平坦。白色，粉性。气微辛，味麻辣。

【性味归经】苦、辛，温。有毒。归肺、肝、脾经。

【功效主治】散结消肿。外用治痈肿，蛇虫咬伤。

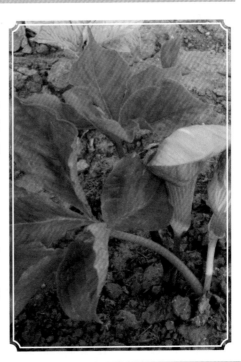

趁痛散

【方源】 《丹溪心法·卷四·痛风六十三》："趁痛散，治痛风，多属血虚、血污，宜调血行血。桃仁、红花、当归、地龙、五灵脂、牛膝酒浸、羌活酒浸、香附子童便浸、甘草生各二钱，乳香、没药各一钱。上为末，每二钱，温酒调下。"

【组成】 乳香、没药各3克，桃仁、红花、当归、地龙（酒炒）、牛膝（酒浸）、羌活、甘草、五灵脂（酒淘）、香附（童便浸）各6克。

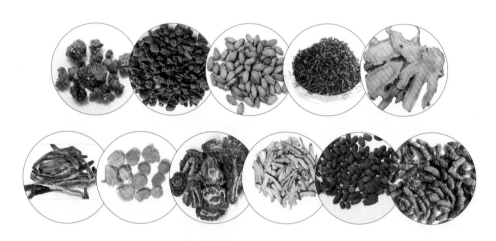

【用法】 上药共研为末。每次6克，加酒调服。服上药不愈，加酒炒黄芩、酒炒黄柏。

【功用】 散瘀通络，行痹止痛。

【主治】 痛风，瘀滞络阻，筋脉、关节疼痛。

【方义方解】 本方是朱丹溪用来治疗痛风的方剂。方中羌活祛风除湿散寒，疏导太阳经为君，桃仁、红花、当归活血祛瘀，乳香、没药、五灵脂、香附行气血，止疼痛为臣，牛膝、地龙疏通经络利关节为佐，甘草调和诸药为使。诸药共伍，服之可使疼痛得逐，四肢活动如常。

君	羌活	祛风除湿散寒	
臣	桃仁	活血祛瘀	诸药合用，共奏散瘀通络、行痹止痛之功
	红花		
	当归		
	乳香	行气血，止疼痛	
	没药		
	五灵脂		
	香附		
佐	牛膝	疏通经络利关节	
	地龙		
使	甘草	调和诸药	

羌 活

药材档案

【别名】羌滑、黑药、羌青、扩羌使者、胡王使者。

【药材特征】羌活：为圆柱状略弯曲的根茎，长 4 ~ 13 厘米，直径 0.6 ~ 2.5 厘米，顶端具茎痕。表面棕褐色至黑褐色，外皮脱落处呈黄色。节间缩短，呈紧密隆起的环状，形似蚕，习称"蚕羌"；节间延长，形如竹节状，习称"竹节羌"。节上有多数点状或瘤状突起的根痕及棕色破碎鳞片。体轻，质脆，易折断，断面不平整，有多数裂隙，皮部黄棕色至暗棕色，油润，有棕色油点。木部黄白色，射线明显，髓部黄色至黄棕色。气香，味微苦而辛。

【性味归经】辛、苦，温。归膀胱、肾经。

【功效主治】解表散寒，祛风除湿，止痛。用于风寒头痛，头痛项强，风湿痹痛，肩背酸痛。

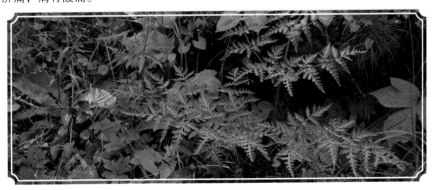

潜行散

【方歌】

> 黄柏为末姜酒调，潜行散方痛风酌。

【方源】 《丹溪心法·卷四·痛风六十三》。

【组成】 黄柏（酒浸，焙干）。

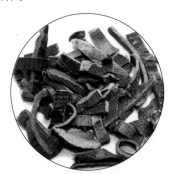

【用法】 上为末。生姜汁和酒调服，必兼四物等汤相间服妙。

【功用】 泻火补阴。

【主治】 痛风。血虚阴火痛风，及湿热下注痛风。

【方义方解】 本方证多因素蕴内热，血为热耗，或涉水冒雨，或坐卧汗出当风，外邪与内热凝涩，脉络壅塞，关节肿痛，上下走窜。痛风的病因病机是血热而又感受外寒、湿邪，血凝气滞，经络不通，以致邪气在四肢百节、上中下走痛。黄柏，其性寒，味苦，具清热燥湿，泻火解毒，燥湿止痹痛等功效，有补阴之功。其取意在于泻火，火热去，不耗阴，虽无补益之力却有补益之功，故言补。真正要滋阴补虚，还当投用他剂，故强调配用四物汤。

乳香丸

【方源】 《丹溪心法·卷四·痛风六十三》："遍身骨节疼痛，昼静夜剧，如虎啮之状，名曰白虎历节风，并宜加减地仙丹，或青龙丸、乳香丸等服之。"

【组成】 白附子（炮）、南星、白芷、没药、赤小豆、荆芥、藿香（去土）、骨碎补（去毛）、乳香（另研）各30克，五灵脂、川乌（炮，去皮脐尖）、糯米（炒）各60克，草乌头（炮，去皮尖）、京墨（煅）各150克，松脂（研）15克。

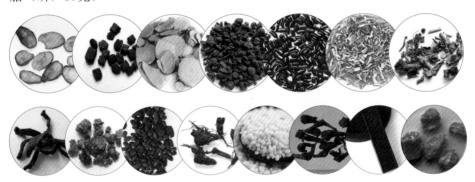

【用法】 上为末，酒糊丸梧子大。每服10～15丸，冷酒吞下，茶亦得，不拘时。忌热物。

【功用】 祛风化湿，活血除痹。

【主治】 风湿痹痛。

【方义方解】 本方白附子、南星搜刮经络之风痰；乳香、没药活血止痛乃痹证之要药；五灵脂、川芎活血行气，血行风自止；赤小豆性平，味甘、酸，能利湿消肿，给湿邪以出路；川乌、草乌祛风除湿，散寒止痛；京墨由松烟末和胶质做成，味辛，治吐衄下血，产后崩中，止血甚捷，本方配京墨以防活血太过。松脂治痈疽恶疮，头疡白秃，疥瘙风气，安五脏，除热；久服，轻身不老延年；除胃中伏热，咽干消渴，风痹死肌；炼之令白，其赤者，主恶痹，对于痹证有一定疗效。诸药合用共奏祛风化湿，活血除痹之功。

龙虎丹

【方源】 《丹溪心法·卷四·痛风六十三》："龙虎丹治走着疼痛，或麻木不遂，或半身痛。"

【组成】 草乌、苍术、白芷各(碾粗末，拌，发酵，合过入后药)30克，乳香、没药(另研)各6克，当归、牛膝各15克。

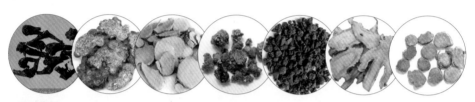

【用法】 上为末，酒糊为丸，如弹子大。每服1丸，温酒化下。

【功用】 左瘫右痪，口眼㖞斜，五种脚疼。

【主治】 祛风除湿，化瘀通络。

君	当归	补血活血	
	牛膝	补肝肾强筋骨	
臣	草乌	祛风除湿，温经止痛	诸药合用，共达温经散寒、祛风除湿、通络止痛之功
	苍术	祛风散寒除湿	
	白芷	祛风除湿，活血止痛	
佐	乳香	活血止痛	
	没药		
使	白酒	舒筋通络	

【方义方解】 本方所治证属肝肾亏虚，寒湿闭阻。方中重用当归补血活血，牛膝补肝肾强筋骨为君药；草乌祛风除湿，温经止痛，苍术祛风散寒除湿，白芷祛风除湿，活血止痛共为臣药；乳香、没药活血止痛为佐药；白酒为使药。诸药合用共达温经散寒，祛风除湿，通络止痛之功。

═ 治疗风方 ═

黄精丸

【方源】 《丹溪心法·卷四·疠风六十四（附身上虚痒）》："黄精丸，苍耳叶、紫背浮萍、大力子各等份，乌蛇肉(中半酒浸去皮骨)，黄精倍前三味(生捣汁，和四味研细焙干)。上为末，神曲糊丸如梧子大。每服五七十丸，温酒下。一方加炒柏、生地黄、甘草节。"

【组成】 苍耳叶、紫背浮萍、牛蒡子各等份，乌蛇肉中半(酒浸，去皮骨)，黄精倍前三味(生捣汁，和四味，研细焙干)。

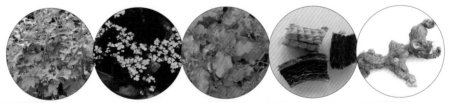

【用法】 上为末，神曲糊丸，如梧桐子大。每服50～70丸，温酒下。

【功用】 补气养血，祛风消肿。

【主治】 疠风。

【方义方解】 本方是丹溪用来治疗疠风的方剂。治疠风之病不外取阳明一经。邪之所凑，其气必虚，故方中以黄精养阴润肺，补脾益气以固其本为君；苍耳、浮萍、大力子(牛蒡子)祛风为臣；乌蛇祛风解毒消肿为佐，神曲消食和中亦为佐药。

【运用】

1. **辨证要点** 临床以气血两亏，身体虚弱，腰腿无力，倦怠少食为辨证要点。

2. **注意事项** 忌烟酒及辛辣、生冷、油腻食物，不宜和感冒类药同时服用。凡脾胃虚弱、食入难化之呕吐泄泻、腹胀便溏、咳嗽痰多者忌服。

君	黄精	养阴润肺,补脾益气	
臣	苍耳	祛风	诸药合用,共奏补气养血,祛风消肿之功
	浮萍		
	牛蒡子		
佐	乌蛇	祛风解毒消肿	
	神曲	消食和中	

——·丹溪妙治·——

疠 风

　　大风病,是受得天地间杀物之风,古人谓之疠风者,以其酷烈暴悍可畏耳。人得之在上在下。夫在上者,以醉仙散取臭涎恶血于齿缝中出;在下者,以通天再造散取恶物陈于谷道中出。所出虽有上下道路之殊,然皆不外乎阳明一经。治此病者,须知此意。看其瘰与疮,若上先见者,上体多者,在上也;若下先见者,下体多者,在下也;上下同得者在上复在下也。阳明经,胃与大肠也,无物不受,此风之入人也。气受之则在上多,血受则在下多,气血俱受者甚重。自非医者神手,病者铁心,罕有免此。夫或从上或从下,以而来者,皆是可治之病。人见病势之缓多忽之,虽按此法施治,病已全然脱体。若不能绝味色,皆不免再发,再发则终不救矣。

黄 精
药 材 档 案

　　【别名】鹿竹、菟竹、重楼、白及黄精、鸡头参、玉竹黄精。

　　【药材特征】大黄精:呈肥厚肉质的结节块状,结节长可达 10 厘米以上,宽 3 ~ 6 厘米,厚 2 ~ 3 厘米。表面淡黄色至黄棕色,有皱纹及须根痕,结节上侧茎痕呈圆盘状,圆周凹入,中部突出。质硬而韧,不易折断,断面角质,淡黄色至黄棕色。气微,味甜,嚼之有黏性。

　　【性味归经】甘,平。归脾、肺、肾经。

　　【功效主治】补气养阴,健脾,润肺,益肾。用于脾胃气虚,体倦乏力,胃阴不足,口干食少,肺虚燥咳,劳嗽咳血,精血不足,腰膝酸软,须发早白,内热消渴。

四神丹

【方源】 《丹溪心法·卷四·疬风六十四（附身上虚痒）》："东坡四神丹治大风。"

【组成】 羌活、玄参、当归、熟地黄等份。

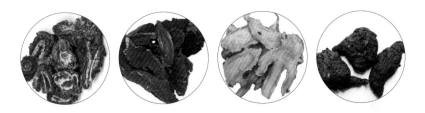

【用法】 炼蜜丸，梧子大。每服70丸。

【功用】 养血补阴祛风。

【主治】 疬风。

【方义方解】 本方羌活散表寒，祛风湿，利关节，止痛，善治上肢痹痛。《本草汇言》提到羌活功能条达肢体，通畅血脉，攻彻邪气，发散风寒风湿。故疮证以之能排脓托毒，发溃生肌；目证以之治畏光隐涩，肿痛难开；风证以之治痿、痉、癫痫、麻痹厥逆。盖其体轻而不重，气清而不浊，味辛而能散，性行而不止，故上行于头，下行于足，遍达肢体，以清气分之邪也。玄参、当归、熟地黄养阴补血以扶正。诸药合用，共奏养血补阴祛风之功。

【运用】

1. **辨证要点** 临床以肢体痹痛，舌淡红、少苔，脉细数为辨证要点。

2. **注意事项** 忌烟酒及辛辣、生冷、油腻食物，不宜和感冒类药同时服用。凡脾胃虚弱、食入难化之呕吐泄泻、腹胀便溏、咳嗽痰多者忌服。

治心脾痛方

草豆蔻丸

【方源】 《丹溪心法·卷四·心脾痛七十》："草豆蔻丸治客寒犯胃痛者，宜此丸。热亦可服，止可一二服。"

【组成】 草豆蔻（面裹煨去皮）4克，益智、橘皮、僵蚕、人参、黄芪、吴茱萸（汤洗去苦）各2.5克，生甘草、炙甘草各1克，当归、青皮各2克，神曲（炒）、姜黄各1克，泽泻（小便数者减半）3克，桃仁（去皮尖，另研）7个，麦芽（炒）4.5克，柴胡（详胁下加减用）1克，半夏（洗）3克。

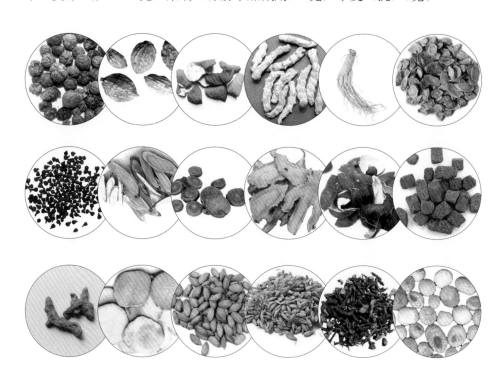

【用法】　上除桃仁另研，余为末，浸蒸饼丸如桐子大。每服三十丸，白汤下，食远（即离开正常进食时间较远时服药），旋斟酌多少用之。

【功用】　温中散寒，行气导滞。

【主治】　客寒犯胃痛。

【方义方解】　方中以辛热之附子、干姜为君，大辛大热，温脾阳，祛寒邪，扶阳抑阴。附子与干姜同用，一温先天以生后天，一温后天以养先天，相须为用，相得益彰。人参为臣，性味甘温，补气健脾，君臣相配，温中健脾；白芍酸寒，柔肝缓急止痛，与白术相配，于土中泻木，为臣药。脾为湿土，虚则易生湿浊，故用甘温苦燥之白术为佐，健脾燥湿。方中吴茱萸和草豆蔻味辛而性热，既能温胃暖肝以祛寒，又善和胃降逆以止呕；肉桂辛甘大热，散寒止痛；益智仁辛温健脾；陈皮辛苦而温，理气燥湿，醒脾和胃，共为佐药。炙甘草之用有：一则益气补中，使全方温补结合，以治虚寒之本；二则甘缓姜、附峻烈之性，使其破阴回阳而无暴散之虞；三则调和药性，并使药力作用持久，是为佐药而兼使药之用。诸药合用，症状皆除。

草豆蔻
药材档案

【别名】豆休、宝蔻、豆叩、豆蔻、草蔻、草蔻仁。

【药材特征】本品为类球形的种子团，直径 1.5 ~ 2.7 厘米。表面灰褐色，中间有黄白色的隔膜，将种子团分成 3 瓣，每瓣有种子多数，粘连紧密，种子团略光滑。种子为卵圆状多面体，长 3 ~ 5 毫米，直径约 3 毫米，外被淡棕色膜质假种皮，种脊为一条纵沟，一端有种脐；质硬。将种子沿种脊纵剖两瓣，纵断面观呈斜心形，种皮沿种脊向内伸入部分约占整个表面积的 1/2；胚乳灰白色。气香，味辛、微苦。

【性味归经】辛，温。归脾、胃经。

【功效主治】燥湿健脾，温中止呕。用于寒湿内阻，脘腹胀满冷痛，嗳气呕逆，不思饮食。

【运用】

1. **辨证要点** 临床以胃脘痛甚，或大便稀溏，脘痞食少，舌质暗淡、苍白或厚腻，脉弦为辨证要点。

2. **现代运用** 常用于急慢性胃炎，消化性溃疡，功能性消化不良等。

【方论精粹】

金礼蒙等《医方类聚》："草豆蔻丸：治脾胃虚弱，而心火乘之，不能滋荣上焦元气，遇冬肾与膀胱之寒水旺时，子能令母实，致肺金大肠相辅而来克心乘脾胃，此大复其仇也。经云，大胜必大复。故皮毛血脉分肉之间，元气已绝于外，又大寒大燥二气并乘之，则苦恶风寒，耳鸣，及腰背相引胸中而痛，鼻息不通，不闻香臭，额寒脑痛，目时眩，目不欲开。腹中为寒水反乘，痰唾沃沫，食入反出，腹中常痛，心胃作痛，胁下急缩，有时而痛，腹不能努，大便多泻而少秘，下气不绝，或肠鸣，此脾胃虚之极也。胸中气乱，心烦不安，而为霍乱之渐，咽膈不通，噎塞，极则有声，喘喝闭塞，或日阳中，或于暖室中稍缓，口吸风寒之气则复作，四肢厥逆，身体沉重，不能转侧，头不可以回顾，小便溲而时躁。此药主秋冬寒凉大复气之药也。泽泻（小便数减半）一分，柴胡（须详胁痛多少用）二分或四分，神曲、姜黄以上各四分，当归、生甘草、熟甘草、青皮以上各六分，桃仁（汤洗，去皮尖）七分，白僵蚕、吴茱萸（汤洗去苦烈味，焙干）、益智仁、黄芪、陈皮、人参以上各八分，半夏（汤洗七次）一钱，草豆蔻仁（面裹烧，面熟为度，去皮用仁）一钱四分，麦蘖（面炒黄）一钱五分。右除桃仁另研如泥，余为细末，同研匀，汤浸蒸饼为丸，如梧桐子大，每服五、七十丸，白汤下，食远服。脾胃论每服三五十丸，熟白汤送下，旋斟酌多少。拔萃方与脾胃论同。"

丁香止痛散

【方源】 《丹溪心法·卷四·心脾痛七十》："丁香止痛散治心气痛不可忍。"

【组成】 良姜150克，茴香（炒）、甘草各45克，丁香15克。

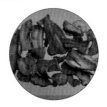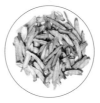

【用法】 上为末。每服6克，沸汤点服。

【功用】 温胃散寒，行气止痛。

【主治】 胃寒，痛不可忍，心气痛不可忍。

【方义方解】 丁香温中降逆；良姜温中散寒，理气止痛；茴香行气止痛，和胃；甘草缓急止痛，调和诸药。诸药合用有温胃散寒，行气止痛的功效。

【运用】

1. **辨证要点** 临床以症见慢性胃炎遇寒引发，疼痛较剧，舌淡苔白为辨证要点。

2. **现代运用** 常用于客寒犯胃痛、腹痛、心脾痛不可忍。

【方论精粹】

吴昆《医方考》："腹痛之由有数种，今日脉迟，则知寒矣，故用干姜、良姜之辛热者以主之。寒气入经，涩而稽迟，故令腹痛。经曰：得炅则痛立止。炅，热也，故用丁香、茴香、良姜之辛热者以主之。而复佐以甘草者，和中气于痛损之余也。"

治胁痛方

当归龙荟丸

【方歌】

> 当归龙荟用四黄，龙胆芦荟木麝香；
> 栀子白蜜姜汤下，一切肝火尽能攘。

【方源】 《丹溪心法·卷四·胁痛七十一》："治内有湿热，两胁痛。先以琥珀膏贴痛处，却以生姜汁吞此丸。"

【组成】 当归、龙胆草、栀子、黄连、黄柏、黄芩各30克，大黄、芦荟各15克，木香4.5克，麝香1.5克（本方早见于《宣明论方》，但原方有青黛半两，名为龙脑丸）。

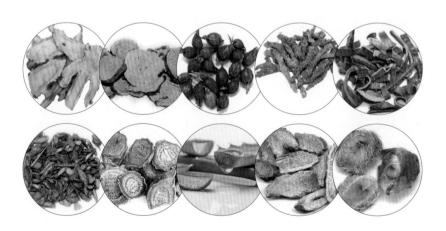

【用法】 共研细末，白蜜和丸如小豆大，每服二十丸，生姜汤送下。

【功用】 清热泻肝，通利大便。

【主治】 肝胆实火，头晕目眩，神志不宁，甚则惊悸抽搐，谵语发狂；或胸腹胀痛，大便秘结，小便赤涩。

【方义方解】 肝胆火盛，其他诸经之火，也随之而起，病变多端。故方中以龙胆、芦荟大苦，大寒之品直入本经以泻上炎实火，是为主药；以芩、连、栀、柏、大黄通泻三焦实火，是为辅药；且大黄配芦荟可清除大肠积滞，导诸经之火从大便排出。热盛必伤肝血，故配当归补血养肝，少加木香、麝香取其行气通窍。肝胆火清，脏腑安和，诸症自平。综观本方多为苦寒之品组成，尤以芦荟、大黄泻下力猛，然非实火，不可轻用。应用此药中病即止，不可久服，避免伤胃。

君	龙胆草	直入肝经而泻火	
	芦荟		
臣	大黄	通泻上中下三焦之火	诸药配合成方，共奏泻肝火，通大便之功
	黄连		
	黄柏		
	黄芩		
	栀子		
佐	木香	走窜通窍以调气，使诸药清热泻火力更迅猛	
	麝香		
	当归	补血养肝，防苦寒太过为制	

【运用】

1. **辨证要点** 主要用于治疗肝胆实火之证。临床应用以肝火眩晕、大便秘结、小便赤涩、舌红苔黄，为其辨证要点。

2. **加减变化** 胁痛目赤者，加菊花、柴胡明目疏肝；小便短涩刺痛者，加木通、生地黄清热养阴；肝火旺盛的高血压者，加天麻、钩藤平肝息风。

3. **现代运用** 常用于治疗急慢性胆囊炎、胆石症、胆道蛔虫症、习惯性便秘，也可用于治疗白血病、真性红细胞增多症等病证。

4. **注意事项** 本方药多苦寒，易伤脾胃，应中病即止，胃寒患者及孕妇忌用。

【 方论精粹 】

1.吴昆《医方考》："风热蓄积,时发惊悸,筋惕搐搦,嗌塞不利,肠胃燥涩,狂越等证,此方主之。肝火为风,心火为热,心热则惊悸,肝热则抽搦;嗌塞不利者,肺亦火也;肠胃燥涩者,脾亦火也;狂越者,狂妄而越礼也。经曰:狂言为失志;又曰:肾藏志。如斯言之,则肾亦火矣。此一水不胜五火之谓也。故用黄连以泻心,用黄芩以泻肺,青黛、龙胆、芦荟以泻肝,大黄以泻脾,黄柏以泻肾。所以亟亟以泻五脏之火者,几于无水,故泻火以存水耳。用当归者,养五脏之阴于亢火之时;用木香、麝香者,利五脏之气于克伐之际也。"

2.汪昂《医方集解》："肝木为生火之本,肝火盛则诸经之火相因而起,为病不止一端矣,故以当归、芦荟、龙胆草青黛直入本经气血两途,先平其甚者,而诸经之火,无不渐平矣,佐以黄芩泻肺火,黄连泻心火,黄柏泻肾火,大黄泻肠胃火,栀子泻三焦火,备举大苦大寒而直折之,使上中下三焦之火,悉从大小二便利出。少加木香、麝香者,取其调气开窍灵通周至也,然非实火不可轻投。"

龙　胆

药 材 档 案

【别名】胆草、草龙胆、山龙胆、水龙胆、龙须草、龙胆草。

【药材特征】龙胆:根茎呈不规则的块状,长 1 ~ 3 厘米,直径 0.3 ~ 1 厘米;表面暗灰棕色或深棕色,上端有茎痕或残留茎基,周围和下端着生多数细长的根。根圆柱形,略扭曲,长 10 ~ 20 厘米,直径 0.2 ~ 0.5 厘米;表面淡黄色或黄棕色,上部多有显著的横皱纹,下部较细,有纵皱纹及支根痕。质脆,易折断,断面略平坦,皮部黄白色或淡黄棕色,木部色较浅,呈点状环列。气微,味甚苦。

坚龙胆:表面无横皱纹,外皮膜质,易脱落,木部黄白色,易与皮部分离。

【性味归经】苦,寒。归肝、胆经。

【功效主治】清热燥湿,泻肝胆火。用于湿热黄疸,阴肿阴痒,带下,湿疹瘙痒,肝火目赤,耳鸣耳聋,胁痛口苦,强中,惊风抽搐。

抑青丸

【方源】 《丹溪心法·卷四·胁痛七十一》："抑青丸泻肝火。"

【组成】 黄连250克。

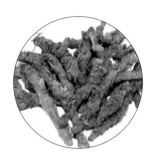

【用法】 上为末，蒸饼糊丸服。

【功用】 泻肝火，伐心经之火。

【主治】 胁痛，属肝火者。怀孕三月，恶阻不止，饮食不进。

【方义方解】 本方证由湿热结，肝胆失疏，络脉失和所致。治当清热利湿。方中单用黄连清热燥湿，泻火解毒，针对胁痛之因，以治其本。黄连苦寒，易伤脾胃，蒸饼糊丸以顾护脾胃，祛邪而不伤正。

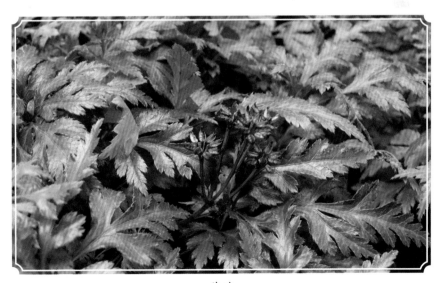

黄连

治腰痛方

摩腰膏

【方源】 《丹溪心法·卷四·腰痛七十三（附肾着）》："摩腰膏治老人虚人腰痛，并妇人白带。"

【组成】 附子尖、乌头尖、南星各7.5克，雄黄3克，樟脑、丁香、吴茱萸、干姜各4.5克，朱砂3克，麝香0.6克。

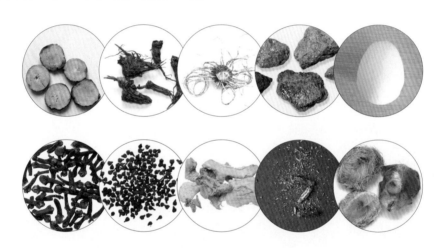

【用法】 上为末，炼蜜丸，龙眼大。每日饭后1丸，姜汁化开如粥厚，火上炖热，置掌中，摩腰上，候药尽粘腰上，烘绵衣包缚定，随即觉热如火，日易一次。

【功用】 温阳散寒，除湿止痛。

【主治】 老人、虚人腰痛，妇女白带清多，不臭，虚寒者宜用。

【方义方解】 方中附子尖、乌头尖补火助阳，祛风除湿，散寒止痛为君药；丁香、干姜、吴茱萸温阳散寒止痛为臣药；南星祛风燥湿化痰，雄黄辛温燥湿化痰，樟脑辛热温散止痛，共为佐药；朱砂镇心安神，清热解毒，麝香开窍散瘀通络，共为使药。诸药合用，共奏温阳散寒，除湿止痛之功。

君	附子尖	补火助阳，祛风除湿，散寒止痛	诸药合用，共奏温阳散寒，除湿止痛之功
	乌头尖		
臣	丁香	温阳散寒止痛	
	干姜		
	吴茱萸		
佐	南星	祛风燥湿化痰	
	雄黄	辛温燥湿化痰	
	樟脑	辛热温散止痛	
使	朱砂	镇心安神，清热解毒	
	麝香	开窍散瘀通络	

【运用】

1. **辨证要点**　临床以腰部隐痛、空痛及冷痛为辨证要点。
2. **现代运用**　腰痛，阴证所致的痉挛、骨痛等。

川　乌
药 材 档 案

【别名】乌头、草乌、五毒、乌喙、铁花、鹅儿花。

【药材特征】本品呈不规则的圆锥形，稍弯曲，顶端常有残茎，中部多向一侧膨大，长 2 ~ 7.5 厘米，直径 1.2 ~ 2.5 厘米。表面棕褐色或灰棕色，皱缩，有小瘤状侧根及子根脱离后的痕迹。质坚实，断面类白色或浅灰黄色。形成层环纹呈多角形。气微，味辛辣、麻舌。

【性味归经】辛、苦，热。有大毒。归心、肝、肾、脾经。

【功效主治】祛风除湿，温经止痛。用于风寒湿痹，关节疼痛，心腹冷痛，寒疝作痛及麻醉止痛。

湿痰腰痛方

【方源】 《丹溪心法·卷四·腰痛七十三（附肾着）》："治湿痰腰痛，大便泄。"

【组成】 龟甲（炙）30克，苍术、椿皮、滑石各15克，白芍（酒炒）、香附各12克。

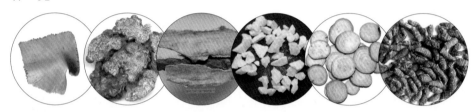

【用法】 上为末，酒糊丸。

【功用】 益肾强骨，燥湿止泻。

【主治】 湿痰腰痛，大便泄。

【方义方解】 方中重用龟甲滋阴潜阳，益肾强骨为君药；苍术燥湿运脾，祛风除湿，椿皮清热燥湿，收敛止带，止泻，滑石利湿通淋，共为臣药；白芍平抑肝阳，柔肝止痛，香附疏肝理气，调经止痛，共为佐使之药。

君	龟甲	滋阴潜阳，益肾强骨	
臣	苍术	燥湿运脾，祛风除湿	诸药合用，共奏益肾强骨、燥湿止泻之功
	椿皮	清热燥湿，收敛止带，止泻	
	滑石	利湿通淋	
佐使	白芍	平抑肝阳，柔肝止痛	
	香附	疏肝理气，调经止痛	

【运用】

1. **辨证要点** 临床以腰膝酸软，疼痛重着，妇女白带清稀量多，小便少，大便泻，舌淡、苔白润，脉濡弱为辨证要点。

2. **加减变化** 如内伤，白术、山楂汤下。

治疝痛方

疝气汤

【方歌】

疝气方用荔枝核，栀子山楂枳壳益，
再入吴茱入厥阴，长流水煎疝痛释。

【方源】　《丹溪心法·卷四·疝痛七十四（附木肾、肾囊湿疮）》："治诸疝，定痛速效。"

【组成】　荔枝核、栀子、炒山楂、枳壳、吴茱萸各等份。

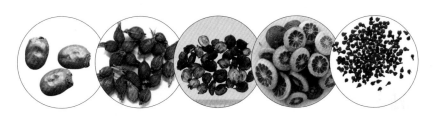

【用法】　上药共为粗末。每服6～9克，水煎服。今多改用饮片作汤剂水煎服，各药用量按常规剂量酌定。

【功用】　温经散寒，燥湿破结。

【主治】　疝气疼痛。

君	荔枝核	甘温，入肝肾经，善理气散寒止痛	五药相配，共奏散寒除湿，理气止痛之功。煎服能使疝气疼痛消散
臣	吴茱萸	辛热，入肝经，散寒燥湿，疏肝调气	
	枳壳	行气破结	
佐	山楂	散瘀消积	
	栀子	苦寒，清热利湿，导湿热从小便去	

【方义方解】　本方所治疝气疼痛由寒湿所致。方中荔枝核入肝肾二经，除寒散滞，栀子泻三焦火热而利湿从小便出，山楂散瘀消积，枳壳下气破结，吴茱萸入肝经，温散寒邪，燥湿散结。诸药相伍，使下元得温，寒湿得除，诸症自愈。

【运用】

1. **辨证要点**　临床以少腹部与阴囊部牵连坠胀疼痛痛引睾丸，阴囊时大时小，立时睾丸下坠、阴囊肿大，卧则睾丸入腹、阴囊肿胀自消，重者以手上托方可回复，伴食欲缺乏、气短、神疲乏力，舌淡苔白，脉沉细为辨证要点。

2. **加减变化**　若系急性睾丸炎，可加入银花、地丁、当归等清热活血之品。若兼气血两虚者，可加补气养血之品。

【方论精粹】

汪昂《汤头歌诀》："荔枝双结，状类睾丸，能入肚肾，辟寒散滞。栀子泻火利水，枳壳行气破症，山楂散瘀积。睾，音皋，肾子也。疝乃厥阴肝邪，非肾病，以肝脉络阴器也。"

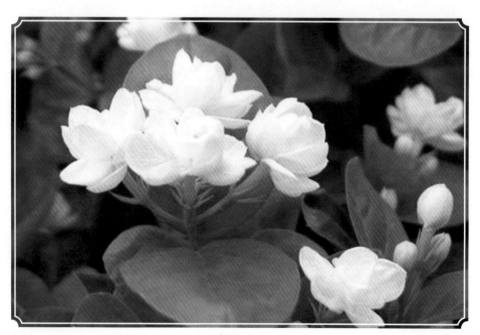

栀子

橘核散

【方源】 《丹溪心法·卷四·疝痛七十四（附木肾、肾囊湿疮）》："橘核散，单止痛，此盖湿热因寒郁而发，用栀子仁以除湿热，用乌头以散寒郁。况二药皆下焦之药，而乌头又为栀子所引，其性急速，不容胃中留也。"

【组成】 橘核、桃仁、栀子、川乌（细切，炒）、吴茱萸。

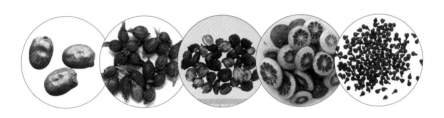

【用法】 上研，煎服。

【功用】 调气消结，通络化滞。

【主治】 疝肿痛之初起。

【方义方解】 本方所治证属湿热下注，气血瘀阻。方中橘核行气散结，止痛，栀子清利湿热为君。臣以少量川乌、吴茱萸助君药止痛。吴茱萸味苦，性辛，归肝、脾经，有疏肝下气，燥湿之功，故既可引药入肝经，又可助栀子增强清利湿热。桃仁甘、苦，性平，归肝、大肠经，有活血化瘀，润肠通便之功，故佐以桃仁祛下焦之瘀结。诸药合用，共奏清利湿热，散结止痛之功。

君	橘核	行气散结，止痛	诸药合用，共奏调气消结、通络化滞之效
	栀子	清利湿热	
臣	川乌	助君药止痛	
	吴茱萸		
佐	桃仁	活血化瘀，润肠通便	

积疝方

【方源】 《丹溪心法·卷四·疝痛七十四（附木肾、肾囊湿疮）》："疝病黄病久者，皆好倒仓。"

【组成】 山楂（炒）30克，茴香（炒）、柴胡（炒）各9克，牡丹皮3克。

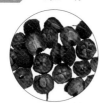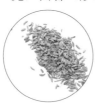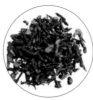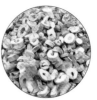

【用法】 上为末，酒糊为丸，如梧桐子大。服50～60丸，盐汤下。

【功用】 行气化瘀，温肾散寒。

【主治】 疝痛。

【方义方解】 方中山楂酸、甘，入脾、胃、肝经，能通行气血，化瘀散结而止痛为君药。茴香辛、温，入肝、肾、脾胃经，有温肾暖肝，散寒止痛之功，是治寒疝腹痛之佳品，为臣药。柴胡苦、辛，入肝、胆经，疏肝解郁，以助疝气回缩，为佐药；牡丹皮苦、辛，微寒，清热凉血，活血化瘀，共为佐药。诸药合用，共奏行气化瘀，温肾散寒之功。

君	山楂	通行气血，化瘀散结	
臣	茴香	温肾暖肝，散寒止痛	诸药合用，共奏行气化瘀、温肾散寒之功
佐	柴胡	疏肝解郁	
	牡丹皮	清热凉血，活血化瘀	

【运用】

1. **辨证要点** 临床以睾丸坚硬拘急牵引少腹，阴囊红肿热痛，时大时小，胀痛俱作，卧则入腹、立则入囊，形寒肢冷，面色苍白，苔薄白，脉沉细为辨证要点。

2. **加减变化** 若系急性睾丸炎，可加入银花、地丁、当归等清热活血之品；若兼气血两虚者，可加补气养血之品。

治耳聋方

滚痰丸

【方歌】

> 滚痰丸用青礞石，大黄黄芩与沉香；
> 百病皆因痰作祟，顽痰怪证力能匡。

【方源】 《丹溪心法·卷四·耳聋七十五》："耳聋皆属于热，少阳厥阴热多，当用开痰散风热，通圣散、滚痰丸之类。"

【组成】 大黄（酒蒸）、片黄芩（酒洗净）各240克，沉香15克，礞石（捶碎，同焰硝30克，投入小砂罐内盖之，铁线缚定，盐泥固济，晒干，火煅红，候冷取出）30克。

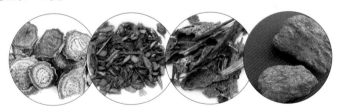

【用法】 上为细末，水丸，梧子大。每服6～9克，1日2次，量虚实加减服，茶清温水任下，临卧食后服。

【功用】 泻火逐痰。

【主治】 实热老痰证。癫狂惊悸，或怔忡昏迷，或咳喘痰稠，或胸脘痞闷，或眩晕耳鸣，或绕项结核，或口眼瞤动，或不寐，或梦寐奇怪之状，或骨节疼痛，难以名状，或嗳息烦闷。大便秘结，舌苔黄腻，脉滑数有力。

【方义方解】 本方是治疗实热老痰之峻剂。实热老痰，久积不去，变幻多端。上蒙清窍，则发为癫狂，昏迷；扰动心神，则为惊悸怔忡，梦寐怪状；

内壅于肺，则为咳嗽痰稠，甚则喘息烦闷；留于经络、关节，则为口眼蠕动，或骨节疼痛，或绕项结核等。治宜荡涤实热，攻逐顽痰。

方中以礞石为君，取其燥悍重坠之性，善能攻坠陈积伏匿之老痰，与焰硝同煅，其攻逐下行之性尤强。《本草纲目》说："此药重坠，制以消石，其性疏快，使木平气下，而痰积通利，诸证自除。"臣以大黄之苦寒，荡涤实热又开痰火下行之路。佐以黄芩苦寒泻火，专清上焦气分之热；复以沉香降逆下气，亦为治痰必先顺气之理。四药相伍，泻火逐痰之力较猛，可使痰积恶物，自肠道而下。对于形气壮实，痰火胶固为病者，用之最宜。

君	礞石	攻坠陈积伏匿之老痰	
臣	大黄	荡涤实热，又开痰火下行之路	方中大黄、黄芩用量独重，一清上热之火，一开下行之路，有正本清源之意，"得礞石、沉香，则能迅扫直攻老痰巢穴，浊腻之垢而不少留，滚痰之所由名也。"（《医宗金鉴·删补名医方论》）
佐	黄芩	专清上焦气分之热	
	沉香	降逆下气	

【运用】

1. **辨证要点** 本方为治疗实热老痰证的常用方。临床应用以癫狂惊悸，大便干燥，苔黄厚腻，脉滑数有力为辨证要点。

2. **加减变化** 急重病，每服 9～12 克；慢性病，每服 6～9 克，均临卧服。次夜剂量根据腹泻次数及症状缓解程度而进行调整。本方虽药力峻猛，但药后除有腹泻外，副作用较少，部分患者出现咽喉稠涩而壅塞不利者，乃药力相攻，痰气上泛之象，不必惊慌，少顷自安。一般次日早晨当有大便，其余几次泻下痰片黏液，此为顽痰浊垢自肠道而下之象。

3. **现代运用** 常用于治疗中风、精神分裂症、癫痫、偏头痛、神经官能症等属实火顽痰胶固者。

4. **注意事项**　因本方药力较峻，凡中气不足，脾肾阳虚、孕妇等，皆应慎用。

【方论精粹】

　　张秉成《成方便读》："通治实热老痰，怪证百病。夫痰之清者为饮，饮之浊者为痰，故痰者皆因火灼而成，而老痰一证，为其火之尤盛者也，变幻诸病多端，难以枚举。善治病者必求其本，芟草者必除其根。故方中以黄芩之苦寒，以清上焦之火；大黄之苦寒，以开下行之路，故二味分两为独多。但既成之痰，亦不能随火俱去，特以礞石禀剽悍之性，而能攻陈积之痰者，以硝石同煅，使其自上焦行散而下。然一身之主宰者，唯气而已，倘或因痰因火，病则气不能调，故以沉香升降诸气，上至天而下至泉，以导诸药为之使耳。"

大　黄
药材档案

【别名】黄良、将军、肤如、川军、锦纹大黄。

【药材特征】本品呈类圆柱形、圆锥形、卵圆形或不规则块状，长3～17厘米，直径3～10厘米。除尽外皮者表面黄棕色至红棕色，有的可见类白色网状纹理及星点（异型维管束）散在，残留的外皮棕褐色，多具绳孔及粗皱纹。质坚实，有的中心稍松软，断面淡红棕色或黄棕色，显颗粒性；根茎髓部宽广，有星点环列或散在；根木部发达，具放射状纹理，形成层环明显，无星点。气清香，味苦而微涩，嚼之粘牙，有沙粒感。

【性味归经】苦，寒。归脾、胃、大肠、肝、心包经。

【功效主治】泻下攻积，清热泻火，凉血解毒，逐瘀通经，利湿退黄。用于实热积滞便秘，血热吐衄，目赤咽肿，痈肿疔疮，肠痈腹痛，瘀血经闭，产后瘀阻，跌打损伤，湿热痢疾，黄疸尿赤，淋证，水肿；外治水火烫伤。酒大黄善清上焦血分热毒，用于目赤咽肿，齿龈肿痛。熟大黄泻下力缓，泻火解毒，用于火毒疮疡。大黄炭凉血化瘀止血，用于血热有瘀出血症。

耵耳方

【方源】 《丹溪心法·卷四·耳聋七十五》："耵耳方治风热搏之，津液结成核塞耳。"

【组成】 生猪脂、地龙、釜下墨等份。

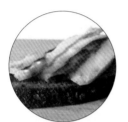 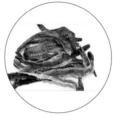 

【用法】 上件细研，以葱汁和捏如枣核。薄绵裹入耳，令润，即挑出。

【功用】 滋阴润燥，清热败毒。

【主治】 风热搏之，津液结成核，塞耳。

【方义方解】 耵耳系指耳内津液与风热搏结致成耵聍栓塞的病证。方中生猪脂滋液润燥，清热解毒；地龙清热通络；釜下墨补脾燥气，敷疮败毒。诸药合用，共奏滋液润燥，清热败毒之功。

【运用】

1. **辨证要点** 临床以耵耳，耳中痛，浓水出，舌红，脉弦数为辨证要点。

2. **加减变化** 本方用药简单，临床时可加减。

3. **注意事项** 取耵聍时应耐心细致，以免损伤外耳道及鼓膜。

── · 中医辞典 · ──
耵 耳

因耵聍阻塞耳道所致的以耳胀闷闭塞或听力减退等为主要表现的外耳疾病。耵聍俗称耳垢、耳屎，乃耳窍正常分泌物，有保护耳道及黏附灰尘或异物的作用，多可自行排出。若耵聍分泌过多或排出受阻，耵聍凝结，阻塞耳道，引起症状者，则成耵耳。本病相当于西医学之耵聍栓塞。

治口齿方

黑参丸

【方源】 《丹溪心法·卷四·口齿七十八》："黑参丸治口舌生疮，久不愈。"

【组成】 黑参、天冬、麦冬（去心）各炒30克。

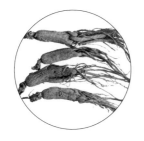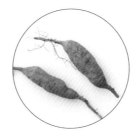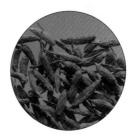

【用法】 上为末，炼蜜丸如弹子大。每用一丸，绵裹噙化，咽津。

【功用】 养肺润燥。

【主治】 口舌生疮久不愈。

【方义方解】 黑参益气养阴，清热止痛，为君药；天冬、麦冬养阴生津，清心润肺为臣药。全方共奏养肺润燥之功。

君	黑参	益气养阴，清热止痛	
臣	天冬	养阴生津，清心润肺	诸药合用，共奏养肺润燥之功
	麦冬		

柳花散

【方源】 《丹溪心法·卷四·口齿七十八》："柳花散治口舌生疮。"

【组成】 延胡索30克，黄柏、黄连各15克，密陀僧、青黛各6克。

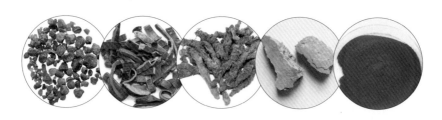

【用法】 上为末。每用少许敷于疮上，有津即吐之，食后、临卧用。

【功用】 清热燥湿敛疮。

【主治】 口舌生疮。

【方义方解】 本方具有清热燥湿敛疮的功效。方中黄连、黄柏清热燥湿，泻火解毒，清除上焦壅热，是为君药；重用延胡索止痛是为臣药；密陀僧敛疮解毒，《本草别说》云："通治口疮最验。"青黛清热解毒凉血，共为佐药。全方共奏清热敛疮之功。

君	黄连	清热燥湿，泻火解毒	诸药合用，共奏清热敛疮之功
	黄柏		
臣	延胡索	止痛	
佐	密陀僧	敛疮解毒	
	青黛	清热解毒凉血	

【运用】

1. **辨证要点** 临床以口舌生疮，红肿疼痛为辨证要点。
2. **现代运用** 口舌咽喉肿痛疳烂。

· 丹溪妙论 ·

口疮，服凉药不愈者，因中焦土虚，且不能食，相火冲上无制，用理中汤。人参、白术、甘草补土之虚，干姜散火之标。甚则加附子，或噙肉桂，亦妙。一方，生白矾末贴之，极效。或噙良久，以水漱之，再噙。一方，治口疮甚者，用西瓜浆水，徐徐饮之。冬月无此，用西瓜皮烧灰敷之。又方，黄连好酒煮之，呷下立愈。又方，远志，醋研，鹅毛扫患处，出涎。

黄 柏

药 材 档 案

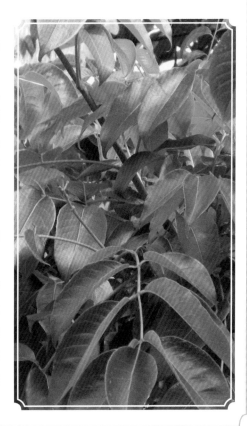

【别名】元柏、黄檗、檗木。

【药材特征】本品呈板片状或浅槽状，长宽不一，厚1～6毫米。外表面黄褐色或黄棕色，平坦或具纵沟纹，有的可见皮孔痕及残存的灰褐色粗皮；内表面暗黄色或淡棕色，具细密的纵棱纹。体轻，质硬，断面纤维性，呈裂片状分层，深黄色。气微，味极苦，嚼之有黏性。

【性味归经】苦，寒。归肾、膀胱经。

【功效主治】清热燥湿，泻火除蒸，解毒疗疮，用于湿热泻痢，黄疸尿赤，带下阴痒，热淋涩痛，脚气痿躄，骨蒸劳热，盗汗，遗精，疮疡肿毒，湿疹瘙痒。盐黄柏滋阴降火，用于阴虚火旺，盗汗骨蒸。

口疮方

【方源】 《丹溪心法·卷四·口齿七十八》

【组成】 细辛、黄柏（炒，一云黄连）等份。

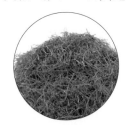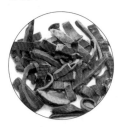

【用法】 上为末。贴之，或掺舌上，吐涎水再敷，须旋合之。

【功用】 散热敛疮，泻火解毒。

【主治】 口疮。

【方义方解】 口疮之发生，常由心脾郁热或阴虚火炎所致。细辛气味香窜，升散之力强，有较好的宣散浮热，敛疮止痛之功。黄柏苦寒清热泻火解毒。用黄柏与细辛配伍，一冷一热，一阴一阳，寒热互用之意，而无偏胜之害。

【运用】

1. **辨证要点** 临床以口腔溃疡、疼痛，舌红，脉滑数为辨证要点。

2. **现代运用** 常用于治疗由心脾郁热或阴虚火炎所致口疮等疾病。

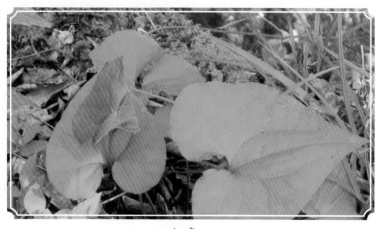

细辛

破滞气方

沉香降气汤

【方源】 《丹溪心法·卷四·破滞气七十九（附气刺痛，附诸气）》："沉香降气汤治三焦痞满，滞气不宣，心腹痛满，呕吐痰沫，五噎五膈。"

【组成】 沉香、木香、丁香、藿香、人参、甘草、白术各30克，肉豆蔻、桂花、槟榔、陈皮、砂仁、川姜（炮）、枳实（炒）、白檀、白茯苓、青皮、白豆蔻各60克。

【用法】 上每服9克，水煎，入盐少许。

【功用】 理气降逆，温中和胃。

【主治】 三焦痞滞，气不宣畅，心腹疼痛，呕吐痰沫，胁肋膨胀，噫气不通，哕逆醋臭，胃中虚冷，肠鸣绞痛，宿食不消除，反胃吐食不止，及五膈五噎，心胸满闷，全不思食。

【方义方解】 方中沉香温中降气为君，可散寒止呕，治疗气机郁滞引起的脘腹胀满；丁香温中降逆，补肾助阳，用于恶心呕吐，食少吐泻；木香行气止痛，调中导滞，治疗脘腹胀痛，中气不通，共为臣药；藿香化湿和中，可治湿阻脾胃，脘腹闷胀，食欲不振；人参补脾益气，白术燥湿补脾，二药合用，共起补益脾气之效；白檀清热软坚散结，枳实破气导滞，共用可加强行气之效，以解郁除满；肉豆蔻行气涩肠，温中消食；缩砂仁行气化湿，可治湿阻中焦，脾胃气滞；白茯苓祛风利湿，解毒消痈；炮姜温中散寒，导气止泻；桂花散寒止痛，槟榔行气导滞，破积除满，二药共有治疗脘腹满痛之用；青皮疏肝破气，消积化滞，陈皮理气健脾，燥湿化痰，与青皮合用，更著理气之功；白豆蔻化湿，行气，温中，止呕；甘草缓急止痛，调和诸药，以上共为佐使之用。诸药合用，共奏温中散寒，行气止痛，补气健脾之功。

君	沉香	温中降气		诸药合用，共奏温中散寒，行气止痛，补气健脾之功
臣	丁香	温中降逆，补肾助阳		
	木香	行气止痛，调中导滞		
佐使	藿香	化湿和中		
	人参	补脾益气	共起补益脾气之效	
	白术	燥湿补脾		
	白檀	清热软坚散结	加强行气之效，以解郁除满	
	枳实	破气导滞		
	肉豆蔻	行气涩肠，温中消食		
	缩砂仁	行气化湿		
	白茯苓	祛风利湿，解毒消痈		
	炮川姜	温中散寒，导气止泻		
	桂花	散寒止痛	二药共有治疗脘腹满痛之用	
	槟榔	行气导滞，破积除满		
	陈皮	理气健脾，燥湿化痰	更著理气之功	
	青皮	疏肝破气，消积化滞		
	白豆蔻	化湿，行气，温中，止呕		
	甘草	缓急止痛，调和诸药		

【运用】

1. **辨证要点**　临床以中寒呃逆，脾湿洞泄，两胁虚鸣，脐下撮疼为辨证要点。

2. **现代运用**　用于急慢性肠炎，肠结核，肠道肿瘤等。

分气紫苏饮

【方源】 《丹溪心法·卷四·破滞气七十九（附气刺痛，附诸气）》："分气紫苏饮治脾胃不和，胸膈噎塞，胸胁疼痛，气促喘急，心下胀闷。"

【组成】 枳壳、茯苓、大腹皮、陈皮、甘草、紫苏子、草果、白术、当归、紫苏、半夏、桑白皮、五味子。

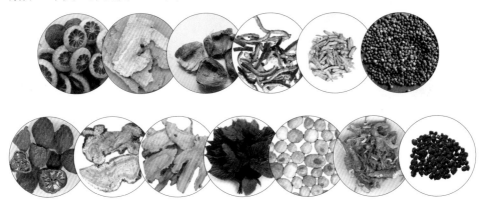

【用法】 上锉。姜三片，水煎服。

【功用】 行气宽中，消痞散结，止痛平喘。

【主治】 脾胃不和，胸膈噎塞，腹胁疼痛，气促喘急，心下胀闷，饮食不思，呕逆不止。

【方义方解】 方中紫苏行气宽中为君药；大腹皮行气宽中，枳壳行气开胸，宽中除胀，草果燥湿温中，半夏燥湿化痰，消痞散结，共助君药宽中行气，是为臣药；陈皮理气健脾，茯苓、白术、五味子健脾益气，当归活血止痛，共助君臣调理脾胃之气；紫苏子止咳平喘，桑白皮泻肺平喘，共为佐药；甘草调和诸药，为佐使。全方共奏行气宽中，消痞散结，止痛平喘之功。

化气散

【方源】 《丹溪心法·卷四·破滞气七十九（附气刺痛，附诸气）》："化气散治诸食积，并宿食不消，此剂至为稳当。"

【组成】 三棱、莪术、青皮、陈皮、厚朴、神曲、麦芽、甘草、台乌、香附。

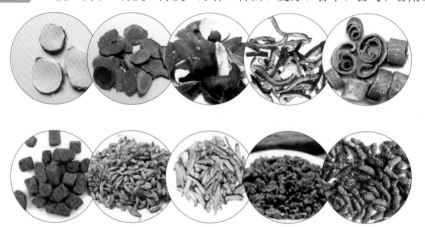

【用法】 上以水煎服。

【功用】 驱食积，疏壅气，消宿食，导积滞，化气。

【主治】 诸食积并宿食不消。

【方义方解】 本方所治证属食滞内停，气机壅滞。方中青皮、陈皮、香附行气化积，燥湿健脾；厚朴燥湿消痰，下气除满；三棱、莪术行气消积止痛；乌药顺气开郁，散寒止痛；神曲、麦芽消食化滞，调和脾胃。诸药合用，共奏行气消积导滞之功。

【运用】

1. **辨证要点** 临床以脘腹痞满胀痛，不欲饮食，舌淡、苔厚腻或微黄，脉沉实有力为辨证要点。

2. **加减变化** 若有大便自利，恶心呕吐，可酌加陈皮、苍术；若有热者，可加黄芩、黄连。

治脾胃方

胃苓汤

【方歌】

> 胃苓平胃加五苓，伤湿泄泻因食停；
> 利水渗湿为治本，健脾和中自安宁。

【方源】　《丹溪心法·卷四·脾胃八十》："胃苓汤、甘草、茯苓、苍术、陈皮、白术、肉桂、泽泻、猪苓、厚朴。上锉。每服五钱，水煎，姜五片，枣二枚。"

【组成】　甘草、茯苓、苍术、陈皮、白术、肉桂、泽泻、猪苓、厚朴。

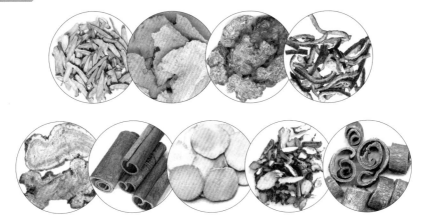

【用法】　上药共研粗末。每服15克，加生姜5片，大枣2枚，水煎服。也可改用饮片水煎服，各药用量按常规剂量酌定。

【功用】　祛湿和胃。

【主治】 脾虚湿胜，致成黄疸，或大便泄泻，小便清涩，不烦不渴。

【方义方解】 方中二术、陈、朴为君，温胃健脾；臣以二苓、泽泻，导水下行，利小便以实大便；佐以肉桂暖气散寒，为诸病通使。此为温通胃阳，辛淡利湿之良方。

方用平胃散运脾燥湿，合五苓散利水渗湿，标本兼顾，为其配伍特点。

【运用】

1. **辨证要点** 主要用于治疗寒湿内阻，腹痛泄泻，小便不利。临床应用以脘腹胀痛、泄泻、小便短少、舌苔白腻，为其辨证要点。

2. **加减变化** 口渴者，去肉桂；脘腹胀满较甚，加枳壳、砂仁，不思饮食，加山楂、神曲；恶心呕吐，加半夏、生姜，神疲乏力，加党参、薏苡仁。

3. **现代运用** 常用于治疗急、慢性肾炎，急、慢性肠炎等病证。

4. **注意事项** 方中药物性偏温燥，且利水力强，易耗伤阴血，血虚阴亏者慎用。

【方论精粹】

1. 吴昆《医方考》："此方亦治湿盛泄泻者也。苍术、厚朴、陈皮、甘草，平胃散也，所以燥湿；白术、茯苓、猪苓、泽泻、桂，五苓散也，所以利湿。脾胃强健者，宜主此方；怯弱者，宜主前方。白术茯苓汤、平胃散正考见湿门，五苓散正考见伤寒门。"

2. 汪汝麟《证因方论集要》："此上下分消其湿也。苍、朴、陈、草，平胃散也，以之燥脾。白术、茯苓、猪苓、泽泻、桂，五苓散也，以之利湿健脾，湿利而泻自止矣。然中气弱者，宜补中为主。"

丁沉透膈汤

【方歌】

> 丁沉透膈丁沉香，藿香香附和木香；
> 参术芽曲青陈夏，肉蔻砂果朴甘尝。

【方源】　《丹溪心法·卷四·脾胃八十》："丁沉透膈汤治脾胃不和，痰逆恶心，或时呕吐，饮食不进，十膈五噎。"

【组成】　白术60克，香附（炒）、砂仁、人参、甘草（炙）各30克，丁香、麦芽、木香、肉豆蔻、白豆蔻、青皮各15克，沉香、厚朴、藿香、陈皮各22.5克，半夏、神曲（炒）、草果各7.5克。

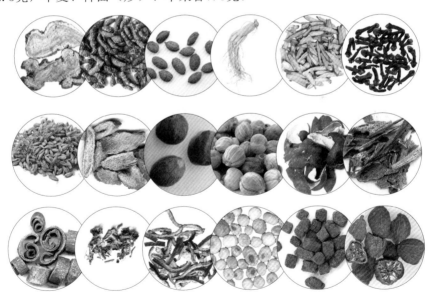

【用法】　上药共为粗末。每服12～15克，加生姜、大枣水煎服，日服2次。现多改为饮片水煎服，各药用量按常规剂量。

【功用】　降逆和中，健脾燥湿。

【主治】　脾胃不和，中寒上气，胁肋胀满，心腹痛，痰逆恶心；或时呕吐，饮食减少，十膈五噎，痞塞不通，噫气吞酸，口苦失味，并皆主之。

【方义方解】　主要用于治疗脾胃虚寒，气滞湿阻，饮食不化，气机逆乱所致的呕吐反胃之症。方用丁香、沉香、半夏、藿香为主药，功能理气降逆、温中散寒；佐以厚朴、砂仁、白豆蔻化湿行气，木香、香附、青皮、陈皮行气散满，人参、白术、炙甘草、大枣健脾补中，神曲、草果消食和胃。诸药合用，共奏行气、降逆、燥湿、补脾、和胃之功。

【运用】

1. **辨证要点**　临床以恶心呕吐、食后脘腹胀满、吐后即觉舒服、全身乏力、肢体困重、舌淡苔白腻、脉濡弱为辨证要点。

2. **现代运用**　常用于治疗幽门痉挛或梗阻，神经性呕吐等病证。

3. **注意事项**　本方药物多苦温香燥，易伤津耗气，对久吐伤津、气阴两虚者，不宜单独使用。

砂 仁
药 材 档 案

【别名】缩砂仁、春砂仁、缩砂蜜。

【药材特征】阳春砂、绿壳砂：呈椭圆形或卵圆形，有不明显的三棱，长1.5～2厘米，直径1～1.5厘米。表面棕褐色，密生刺状突起，顶端有花被残基，基部常有果梗。果皮薄而软。种子集结成团，具三钝棱，中有白色隔膜，将种子团分成3瓣，每瓣有种子5～26粒。种子为不规则多面体，直径2～3毫米；表面棕红色或暗褐色，有细皱纹，外被淡棕色膜质假种皮；质硬，胚乳灰白色。气芳香而浓烈，味辛凉、微苦。

海南砂：呈长椭圆形或卵圆形，有明显的三棱，长1.5～2厘米，直径0.8～1.2厘米。表面被片状、分枝的软刺，基部具果梗痕。果皮厚而硬。种子团较小，每瓣有种子3～24粒，种子直径1.5～2毫米。气味稍淡。

【性味归经】辛，温。归脾、胃、肾经。

【功效主治】化湿开胃，温脾止泻，理气安胎。用于湿浊中阻，脘痞不饥，脾胃虚寒，呕吐泄泻，妊娠恶阻，胎动不安。

凝神散

【方源】 《丹溪心法·卷四·附脾胃八十》："凝神散收敛胃气，清凉肌表。"

【组成】 人参、白术、茯苓、山药各30克，粳米、扁豆（炒）、知母、生地黄、甘草（炙）各15克，淡竹叶、地骨皮、麦冬各7.5克。

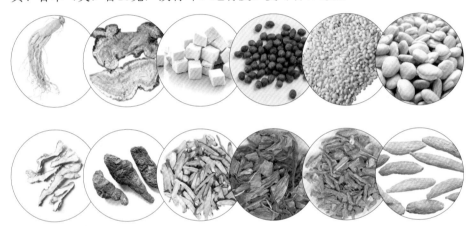

【用法】 上水煎，姜3片，枣1枚。

【功用】 收敛胃气，清凉肌表。

【主治】 发热汗下后，热已去而复作，胃脘嘈杂，饥不欲食。

【方义方解】 本方具有收敛胃气，清凉肌表之功效。方用人参、白术、茯苓益气健脾共为君药；白扁豆助白术、茯苓健脾渗湿，知母清降虚火兼可滋阴，生地黄滋阴凉血，生津止渴，地骨皮清热凉血，麦冬养阴生津，润肺止渴，共为臣药；淡竹叶清热泻火，除烦止渴，利尿通淋，为佐药；粳米补气健脾，益胃除烦，甘草补脾和胃，调和诸药，共为使药。诸药合用，可使热去津生，脾胃得养，诸症皆消。

【运用】

1. **辨证要点** 以干呕呃逆口干咽燥，神疲乏力，或见大便干燥，小便短少，舌红少津、苔少或无苔，脉细数为辨证要点。

2. 加减变化 若嘈杂有余，可加川黄连、白芍、神曲、橘皮；若有嘈杂不足，可加当归。

君	人参	益气健脾	诸药合用，共奏收敛胃气、清凉肌表之功
	白术		
	茯苓		
臣	白扁豆、山药	助白术、茯苓健脾渗湿	
	知母	清降虚火兼可滋阴	
	生地黄	滋阴凉血，生津止渴	
	地骨皮	清热凉血	
	麦冬	养阴生津，润肺止渴	
佐	淡竹叶	清热泻火，除烦止渴，利尿通淋	
使	粳米	补气健脾，益胃除烦	
	甘草	补脾和胃，调和诸药	

山药
药材档案

【别名】山芋、薯蓣、玉延、土薯、怀山药、薯药。

【药材特征】本品略呈圆柱形，弯曲而稍扁，长 15～30 厘米，直径 1.5～6 厘米。表面黄白色或淡黄色，有纵沟、纵皱纹及须根痕，偶有浅棕色外皮残留。体重，质坚实，不易折断，断面白色，粉性。气微，味淡、微酸，嚼之发黏。光山药呈圆柱形，两端平齐，长 9～18 厘米，直径 1.5～3 厘米。表面光滑，白色或黄白色。

【性味归经】甘，平。归脾、肺、肾经。

【功效主治】补脾养胃，生津益肺，补肾涩精。用于脾虚食少，久泻不止，肺虚喘咳，肾虚遗精，带下，尿频，虚热消渴。麸炒山药补脾健胃，用于脾虚食少，泄泻便溏，白带过多。

178

大安丸

【方歌】

> 健脾消食大安丸，山楂陈皮半夏连；
> 神曲茯苓莱菔子，补脾益气白术兼。

【方源】 《丹溪心法·卷五·秘方一百》："大安丸脾经消导之药。"

【组成】 山楂、白术各240克，炒神曲、半夏、茯苓各120克，陈皮、莱菔子、连翘各60克。

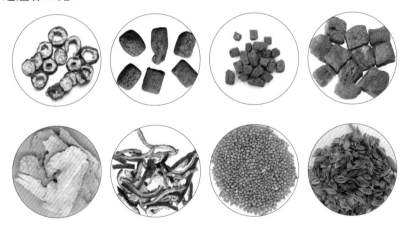

【用法】 为末，粥糊为丸，每服2～3克，温开水送下。

【功用】 健脾消食。

【主治】 脾虚食滞，腹胀食少，大便稀溏等症。

【方义方解】 本方为主治脾胃虚弱，食积内停之方，由保和丸加白术组成。方中白术补脾益气，重用为主药。保和丸消食和胃。

【运用】

1. **辨证要点** 临床以食少纳呆、多食则腹胀不适、大便稀溏、舌淡、苔厚腻为辨证要点。

2. **现代运用** 用于治疗慢性胃炎，消化不良等病证。

【方论精粹】

汪汝麟《证因方论集要》："鼓胀者，腹皮虚大，鼓之坚急而有声也。饮食过其分量则伤脾，脾伤则不能运化，积其谷气，虚大而鼓胀矣。故用山楂之酸，以消肥甘；用神曲之腐，以化焦炙；用连翘之苦，以磨积热；用陈皮之香，以开腐秽；用半夏之燥，以胜土湿；用茯苓之淡，以利水饮；用莱菔子之利，以行食滞；用白术之气，以胜五味。五味能胜则脾不伤，脾不伤则中气运行，而无鼓胀矣。"

陈 皮

药 材 档 案

【别名】橘皮、红皮、广橘皮、橘子皮。

【药材特征】陈皮：常剥成数瓣，基部相连，有的呈不规则的片状，厚1~4毫米。外表面橙红色或红棕色，有细皱纹及凹下的点状油室；内表面浅黄白色，粗糙，附黄白色或黄棕色筋络状维管束。质稍硬而脆。气香，味辛、苦。

广陈皮：常3瓣相连，形状整齐，厚度均匀，约1毫米。点状油室较大，对光照视，透明清晰。质较柔软。

【性味归经】辛、苦，温。归肺、脾经。

【功效主治】理气健脾，燥湿化痰。用于胸脘胀满，食少吐泻，咳嗽痰多。

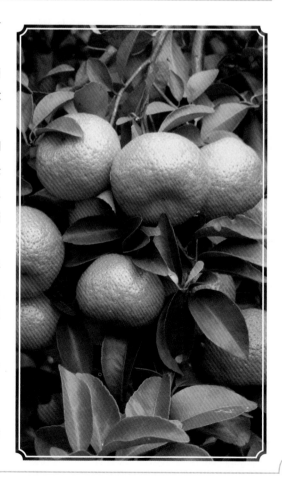

治诸疮痛痈疽方

当归饮子

【方歌】

> 当归饮子白芍芎，生地黄芪草防风；
> 首乌荆芥白蒺藜，养血祛风症可瘥。

【方源】 《丹溪心法·卷四·诸疮痛八十四（附天疱疮、冻疮）》："治疥疮、风癣、湿毒、燥痒疮。"

【组成】 当归、川芎、白芍药、生地黄、防风、白蒺藜、荆芥各30克，何首乌、黄芪、甘草各15克。

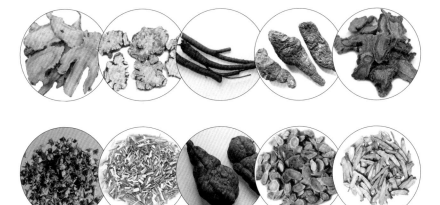

【用法】 水煎服。每日1剂，日服2次。

【功用】 养血润燥，祛风止痒。

【主治】 丘疹、皮肤瘙痒、干燥或红肿等。

【方义方解】 本方由四物汤加味而成，主要用于治疗血虚风燥所致的缠绵日久之各种皮肤病，故方用当归、白芍、川芎、生地黄、首乌养血活血，养阴生津；配以白蒺藜、荆芥、防风祛风止痒；黄芪益气固表，合当归则益气生血；甘草调和诸药。诸药合用，共奏养血润燥，祛风止痒之功。

【运用】

1. **辨证要点** 主要用于治疗血虚风燥所致的缠绵日久之各种皮肤病。临床应用以皮肤瘙痒、干燥或红肿，丘疹等，为其辨证要点。

2. **加减变化** 经云："诸痛痒疮，皆属于心。"故在临床应用时可适当加入宁心安神之品，如酸枣仁、朱茯神、夜交藤、合欢皮、远志或牡蛎、灵磁石、代赭石等，以增强其疗效。凡气虚者，加党参、白术；阴虚者，加牡丹皮、元参；湿热甚者，加黄芩、土茯苓；寒湿甚者，加吴茱萸、肉桂；血瘀者，加赤芍、丹参。

3. **现代运用** 可用于荨麻疹、皮肤瘙痒症、泛发性神经性皮炎、银屑病、毛发红糠疹、原发性皮肤淀粉样变、鱼鳞病、湿疹、干燥性皮肤病、斑秃，以及疥癣湿毒瘙痒等病证。

吹奶方

【方源】 《丹溪心法·卷四·痈疽八十五》："吹奶。"

【组成】 金银花、大荞麦、紫葛藤等份。

【用法】 上以醋煎，洗患处立消。如无下二物，只金银花亦可。

【功用】 清热解毒，通络消肿。

【主治】 吹奶。

【方义方解】 本方具清热解毒，通络消肿之功效。方用金银花甘寒，可清热解毒，疏散风热。大荞麦味甘性寒，健脾消积，下气宽肠，外用解毒敛疮。紫葛藤清热补虚，散瘀通络，和血解毒。三药合用，可使热毒得解，乳络通畅，疮肿得消。

金银花
药 材 档 案

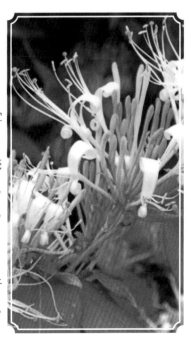

【别名】银花、双花、二宝花、忍冬花、金银藤。

【药材特征】本品呈棒状，上粗下细，略弯曲，长2～3厘米，上部直径约3毫米，下部直径约1.5毫米。表面黄白色或绿白色(贮久色渐深)，密被短柔毛。偶见叶状苞片。花萼绿色，先端5裂，裂片有毛，长约2毫米。开放者花冠筒状，先端二唇形；雄蕊5个，附于筒壁，黄色；雌蕊1个，子房无毛。气清香，味淡、微苦。

【性味归经】甘，寒。归肺、心、胃经。

【功效主治】清热解毒，疏散风热。用于痈肿疔疮，喉痹，丹毒，热毒血痢，风热感冒，温病发热。

冰霜散

【方源】 《丹溪心法·卷五·金汤疮癣诸疮八十七》："冰霜散治火烧燎损伤，油热浇伤，皮烂肉大痛。"

【组成】 寒水石（生）、牡蛎（煅）、明朴硝、青黛各30克，轻粉3克。

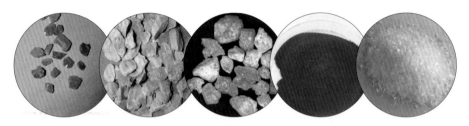

【用法】 上为末。新水调或油调，湿则干贴痛处，立止如神。

【功用】 清热泻火，消肿敛疮。

【主治】 火烧、漆疮、热毒皮肤破损，疼痛剧烈。

【方义方解】 本方适用于烫火伤之热毒壅盛者。方中寒水石清热解毒；青黛清热解毒，凉血敛疮；朴硝清热疗疮；牡蛎收湿敛疮；轻粉攻毒疗疮。

牡 蛎
药 材 档 案

【别名】牡蛤、蛎蛤、生蚝、蛎黄、海蛎子皮。

【药材特征】长牡蛎：呈长片状，背腹缘几平行，长10～50厘米，高4～15厘米。右壳较小，鳞片坚厚，层状或层纹状排列。壳外面平坦或具数个凹陷，淡紫色、灰白色或黄褐色；内面瓷白色，壳顶二侧无小齿。左壳凹陷深，鳞片较右壳粗大，壳顶附着面小。质硬，断面层状，洁白。气微，味微咸。

【性味归经】咸，微寒。归肝、胆、肾经。

【功效主治】重镇安神，潜阳补阴，软坚散结。用于惊悸失眠，眩晕耳鸣，瘰疬痰核，癥瘕痞块。煅牡蛎收敛固涩，制酸止痛，用于自汗盗汗，遗精滑精，崩漏带下，胃痛吞酸。

治妇人病方

固经丸

【方歌】

> 固经丸用龟甲君，黄柏椿皮香附群；
> 黄芩芍药酒丸服，漏下崩中色黑殷。

【方源】 《丹溪心法·卷五·妇人八十八》："治妇人经水过多。"

【组成】 黄柏(炒)、香附各6克，黄芩(炒)、白芍(炒)、龟甲(炙)各15克，椿根皮12克。

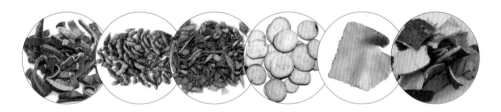

【用法】 为末，酒糊丸，空心温酒或白汤下五十丸（6克）。

【功用】 滋阴清热，固经止血。

【主治】 崩漏。经水过期不止，或下血量过多，血色深红或紫黑稠黏，手足心热，腰膝酸软，舌红，脉弦数。

【方义方解】 本方所治月经过多或崩中漏下，系由肝肾阴虚，相火炽盛，损伤冲任，迫血妄行所致，正如《素问·阴阳离别论》所说"阴虚阳搏谓之崩"。阴虚火旺，故手足心热、腰膝酸软。治宜滋阴清热，固经止血。

方中重用龟甲咸甘性平，益肾滋阴而降火；白芍苦酸微寒，敛阴益血以养肝；黄芩苦寒，清热止血。三药用量偏大，是为滋阴清热止血的常用组合，共为君药。臣以黄柏苦寒泻火坚阴，既助黄芩以清热，又助龟甲以降火。椿根皮苦涩而凉，固经止血，为佐药。又恐寒凉太过止血留瘀，故用少量香附辛苦微温，调气活血，亦为佐药。诸药合用，使阴血得养，火热得清，气血调畅，则诸症自愈。

本方与固冲汤均为治疗冲脉不固所致崩漏及月经过多之常用方。本方证乃阴虚血热所致，用药以滋阴清热为主；固冲汤证则由脾肾亏虚，冲任不固所致，用药以补气固冲为主。

君	龟甲（重用）	固本，益阴养血
	白芍（炒）	
臣	黄芩（炒）	澄源，清热泻火
	黄柏（炒）	
佐	椿根皮	收涩
佐使	香附	疏通气机

【运用】

1. **辨证要点** 本方为治阴虚血热之月经过多及崩漏的常用方。临床应用以血色深红甚或紫黑稠黏，舌红，脉弦数为辨证要点。

2. **加减变化** 阴虚甚者，可酌加女贞子、墨旱莲以养阴凉血止血；出血日久者，再加龙骨、牡蛎、乌贼骨、茜草炭以固涩止血。

3. **现代运用** 本方常用于功能性子宫出血或慢性附件炎而致经行量多、淋漓不止属阴虚血热者。

【方论精粹】

1. 汪昂《医方集解》："此足少阴、厥阴药也。经多不止者，阴虚不足以制包络之火，故越其常度也。崩中漏下者，虚而挟热也。紫黑成块者，火极似水也。黄芩清上焦之火，黄柏泻下焦之火，龟甲、芍药滋阴而养血，皆壮水以制阳光也。香附辛以散郁，樗皮涩以止脱。"

2. 汪绂《医林纂要探源》："《金匮》胶艾汤为冲任受伤，致虚寒而不能主持经血者之治。此方为二火交郁，逼于冲任，致相搏而血以妄行者之治。心肾不交，水不能以济火，故龟以通之；火逼而血妄行，白芍以敛之；火炎而气不下降，黄芩以泄之；火遗居下极，黄柏以清之；香附以破其郁，樗皮以涩其脱。郁开于上，脱止于下，上下可交安也。"

3. 张秉承《成方便读》："夫崩中一证，有因气虚，血不固而下陷者；有因热盛，血为热逼而妄行者；有因损伤肝脾冲任之络而血骤下者，当各因所病而治之。如此方之治火盛而崩者，则以黄芩清上，黄柏清下，龟甲之潜阳，芍药之敛阴，樗皮之固脱。用香附者，以顺其气，气顺则血亦顺耳。"

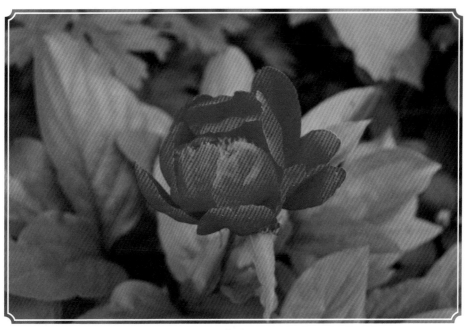

芍药

红花当归散

【方源】 《丹溪心法·卷五·妇人八十八》："红花当归散治妇人血脏虚竭，或积瘀血，经候不行，时作痛腰胯重疼，小腹坚硬，及室女经水不行。"

【组成】 红花、当归、紫葳（凌霄花）、牛膝、甘草（炙）、苏木各90克，白芷、桂心45克，赤芍270克，刘寄奴150克。

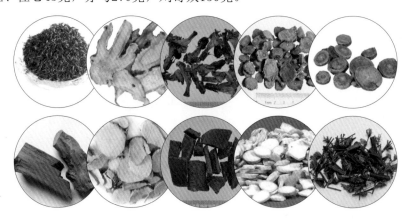

【用法】 上为末。空心热酒调9克服。一名凌霄花散。

【功用】 活血散瘀，补血调经。

【主治】 妇人血脏虚竭，或积瘀血，经候不行，或断续不定，时作腹痛，腰胯疼重，攻刺小腹紧硬等症。

【方义方解】 妇女血脏虚竭或积瘀血，经后不行，或断续不定等症，治宜活血散瘀，补血调经。方用红花活血散瘀，当归补血调经，共为主药；刘寄奴破血通经，紫葳凉血散瘀，苏木行血祛瘀，消肿止痛，治经闭痛经、胸腹刺痛，共为辅药；牛膝补肝肾，强筋骨，逐瘀通经，赤芍清热凉血，散瘀止痛，白芷散风祛湿，通窍止痛，肉桂补元阳，暖脾胃，通血脉，炙甘草补脾益气，缓急止痛，调和诸药，共为佐使；全方协同，共奏活血散瘀，补血调经之效。

漏经方

【方源】 《丹溪心法·卷五·妇人八十八》："治经水过多。"

【组成】 黄芩（炒）、白芍（炒）、龟甲（炙）各30克，黄柏（炒）9克，椿树根皮22.5克，香附子6克。

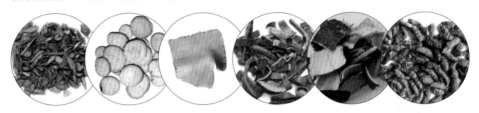

【用法】 上为末，酒糊丸。空心温酒或白汤下，50丸。

【功用】 滋阴清热，固经止血。

【主治】 经水过多，阴虚血热之崩漏。

【方义方解】 本方主治因肝肾阴虚，相火炽盛所致月经过多或崩中漏下。治宜以滋阴清热，固经止血为法。方中重用龟甲咸甘性平，益肾滋阴而降火；白芍苦酸微寒，敛阴益血以养肝；黄芩苦寒，清热止血。三药用量偏大，为滋阴清热止血的常用组合，共为君药。黄柏苦寒泻火坚阴，既助黄芩以清热，又助龟甲以降火为臣。椿根皮苦涩而凉，固经止血，为佐药。又恐寒凉太过止血留瘀，故用少量香附辛苦微温，调气活血，亦为佐药。诸药合用，使阴血得养，火热得清，气血调畅，则诸症自愈。

【运用】

1. **辨证要点** 临床以阴虚血热，月经先期，月经过多，赤白带下或崩中漏下，血色深红或紫黑黏稠，手足心热，腰膝酸软，舌红，脉弦数为辨证要点。

2. **加减变化** 若伴气虚者，加人参、黄芪、白术、升麻；若伴血热者，加熟地黄、生地黄、山药；若伴血瘀者，加当归、川芎、桃仁、炮姜、牡丹皮。

愈带丸

【方歌】

> 愈带丸中椿根皮，白芍黄柏良姜入；
> 清热利湿止带下，黄白赤带病可痊。

【方源】 《丹溪心法·卷五·带下九十》（原名"樗树根丸"）。

【组成】 椿根皮45克，白芍、黄柏各6克，良姜炭9克。

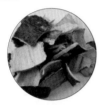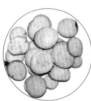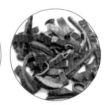

【用法】 上药共研细末，面糊为丸。每服9克，日服2次，温开水送服。或作汤剂，水煎服，各药用量按常规剂量。

【功用】 清湿热，止带下。

【主治】 黄白赤带下、淋漓不断、质稠秽味、舌红苔黄、脉弦数者。

【方义方解】 方用椿根皮清化湿热，固涩止带，配以黄柏清热利湿，白芍养阴缓急，并以辛热散寒止痛的良姜炭为反佐。合而用之，共奏清湿热，止带下之功。

【运用】

1. **辨证要点** 主要用于治疗湿热下注引起的带下过多症。临床应用以白带淋漓不断、质稠秽味、舌红苔黄、脉弦数，为其辨证要点。

2. **加减变化** 如见胸胁胀满、口苦咽干等肝经火热证，加龙胆草、栀子、黄芩、木通；带下赤色者，加生地黄、阿胶、牡丹皮、牛膝；带下色黄绿黏稠、小溲短赤之湿毒下注者，加土茯苓、苦参、泽泻、车前子。

3. **现代运用** 可用于宫颈炎、阴道炎等病证。

4. **注意事项** 凡由脾气虚弱或肾气不足引起的白带过多者，均不宜应用本方。

治产前病方

参术饮

【方歌】

> 妊娠转胞参术饮，芎芍当归熟地黄；
> 炙草陈皮兼半夏，气升胎举自如常。

【方源】 《丹溪心法·卷五·产前九十一》："治妊娠转胞。"

【组成】 人参、陈皮各3克，白术（土炒）、姜半夏各6克，甘草2克，当归、熟地黄、白芍各9克，川芎5克，加生姜3片。

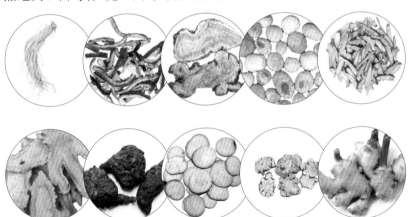

【用法】 水煎服。每日1剂，日服2次。

【功用】 补气养血，健脾祛湿。

【主治】 妊娠转胞，症见脐下急痛、小便不通。

【方义方解】 孕妇气血虚弱为本方主证。痰饮壅滞，胎位压迫胞室（膀胱）脐下急痛，小便不利为次要症。方用人参、熟地黄益气养血为君。臣以白术健

191

脾燥湿，当归、白芍养血和营。佐以川芎活血行气，陈皮、半夏消痰化饮。甘草益气和中，调和诸药为使。使气得升降，胎位正常，胞室不受压迫。

君	人参	益气养血	诸药合用，调养营卫，化痰理气，清升浊降，则胎与胞自安
	熟地黄		
臣	白术	健脾燥湿	
	当归	养血和营	
	白芍		
佐	川芎	活血行气	
	陈皮	消痰化饮	
	半夏		
使	甘草	益气和中，调和诸药	

【方论精粹】

1. 费伯雄《医方论》："调养营卫，化痰理气，清升浊降，则胎与胞自安矣。"

2. 虞抟《医学正传》："丹溪曰：转胞之证，胎妇之禀受弱者，忧闷多者，性躁急者，食味浓者，庸或有之。古方皆用滑利药，鲜有应效。因思胞不自转，为胎所压转在一边，胞系了戾不通耳。胎若举起居于其中，胞系自疏，水道自利。夫胎之坠下，必有其由。吴宅宠人患此，两手脉似涩，重按似弦，左稍和。予曰：'此得之忧患，涩为血少气多，则胎气弱而不能举，弦为有饮，血少则胎弱，气多有饮，中焦不清而隘，则胞知所避而就下。'乃以以上药与服，随以指探喉中，吐出药汁，候少顷气定，又与之，次早亦然，至八帖安。犹恐此法偶中，后又治数人，亦效。"

达生散

【方歌】

> 达生紫苏大腹皮，参术甘陈归芍随；
> 再加葱叶黄杨脑，孕妇临盆先服之；
> 若将川芎易白术，紫苏饮子子悬宜。

【方源】 《丹溪心法·卷五·产前九十一》："达生散，孕妇临月，服二十余贴，易产无病。大腹皮酒洗二钱，甘草炙一钱半，当归、白术、白芍药各一钱，人参、陈皮、紫苏叶、枳壳、缩砂研各五分。上锉，作一贴。入青葱五叶，水煎服。或以煎水吞下益母丸，尤佳。"

【组成】 紫苏叶3克，人参3克，白术（土炒）3克，陈皮3克，当归3克，白芍（酒炒）3克，大腹皮9克，炙甘草6克，青葱叶5茎，黄杨脑（黄杨树枝的梢子）7个。

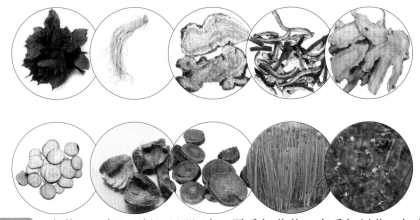

【用法】 水煎服。每日1剂，日服2次。夏季加黄芩，春季加川芎，气虚倍参、术。气滞加香附，倍陈皮；血虚倍当归，加地黄；形实倍紫苏，湿痰加滑石、半夏，食积加山楂，腹痛加木香、肉桂。

【功用】 补气养血，顺气助产。

【主治】 孕妇临产之时，由于气血虚弱，营卫滞涩，而生产不顺之证。

【方义方解】 气血虚弱为本方主证。方中人参、白术、甘草补气健脾，当归、芍药补血养阴，紫苏叶、大腹皮、陈皮、葱叶疏利气机壅滞，黄杨木能助顺产。所以，临产前预先服用本方，可使生产顺利，故方名"达生散"。

【方论精粹】

1. 吴昆《医方考》："《诗》云：诞弥厥月，先生如达。朱子曰：'先生，首生也。'达，小羊也。羊子易生而无留难，故昔医以此方名之。然产难之故，多是气血虚弱，营卫涩滞使然。是方也，人参、白术、甘草益其气，当归、芍药益其血，紫苏、腹皮、陈皮流其滞。气血不虚不滞，则其产也犹之达矣。"

2. 费伯雄《医方论》："于峻补气血中，疏通流利，使气血不壅滞，自无留难之患。"

紫 苏
药材档案

【别名】苏叶、全紫苏、紫苏叶。

【药材特征】本品梗呈方柱形，四棱钝圆，长短不一，直径 0.5 ~ 1.5 厘米。表面紫棕色或暗紫色，四面有纵沟及细纵纹，节部稍膨大，有对生的枝痕和叶痕。体轻，质硬，断面裂片状。切片厚 2 ~ 5 毫米，常呈斜长方形，木部黄白色，射线细密，呈放射状，髓部白色，疏松或脱落。气微香，味淡。

本品叶片多皱缩卷曲、破碎，完整者展平后呈卵圆形，长 4 ~ 11 厘米，宽 2.5 ~ 9 厘米。先端长尖或急尖，基部圆形或宽楔形，边缘具圆锯齿。两面紫色或上表面绿色，下表面紫色，疏生灰白色毛，下表面有多数凹点状的腺鳞。叶柄长 2 ~ 7 厘米，紫色或紫绿色。质脆。带嫩枝者，枝的直径 2 ~ 5 毫米，紫绿色，断面中部有髓。气清香，味微辛。

【性味归经】辛，温。归肺、脾经。

【功效主治】发散风寒，开宣肺气。主治风寒感冒，常与防风、生姜等同用。若兼咳嗽者，常与杏仁、前胡等配伍，共奏宣肺发表，散寒止咳之效，如杏苏散。若表寒兼气滞胸闷者，常与香附子、陈皮等配伍，如香苏散。

催生如圣散

【方歌】

> 黄金内子三十粒，细研酒调能备急；
> 命若悬丝在须臾，即令眷属不悲泣。

【方源】 《丹溪心法·卷五·产前九十一》。

【组成】 黄葵花（不以多少，焙干）。

【用法】 上为末。热汤调下6克，神妙。或有漏血，胎脏干涩，难产痛剧者，并进三服。良久，腹中气宽胎滑，实时产下。如无花，只以蜀葵子烂研小半合，以酒调，尤妙。

【功用】 利尿通淋，活血止血，消肿解毒。

【主治】 难产剧痛，或胎死不下。

【方义方解】 方中黄葵花味甘，性寒，质滑，可利尿通淋，活血止血，消肿解毒。该药质滑有趋下之性，可助胞衣排出。

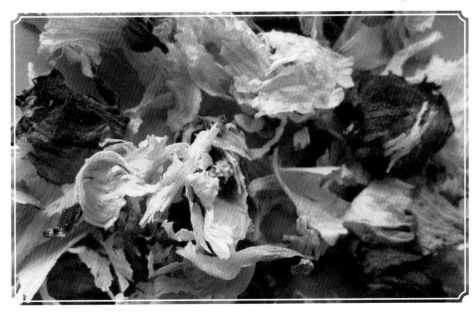

黄葵花

定胎方

【方源】 《丹溪心法·卷五·产前九十一》："治胎动不安，已有所见。"

【组成】 艾叶、阿胶、当归、川芎各90克，甘草30克。

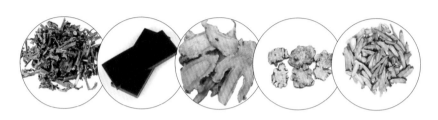

【用法】 上每服15克，水煎熟，下胶令烊，温服。

【功用】 养血活血，调经安胎。

【主治】 胎动不安，已有所见。

【方义方解】 方中阿胶为君，归肝肾二经，性甘平，长于补冲任之血，尤其善用于出血而致血虚。当归归心肝脾经，长于养血荣经以养经脉；川芎为"血中之气药"，行血中之气而经脉调和；艾叶理血气，并能温中散寒以逐冷。甘草补中益气，调和诸药。诸药合用，诸症皆除。

君	阿胶	长于补冲任之血，尤其善用于出血而致血虚	
臣	当归	养血荣经	诸药合用，共奏养血活血、调经安胎之功
	川芎	行血中之气	
	艾叶	理血气	
佐使	甘草	补中益气，调和诸药	

【运用】

1. **辨证要点** 临床以妊娠或因顿仆，胎动不安，腰痛腹满，或有所下，或胎上抢心，舌苔白，脉虚为辨证要点。

2. **加减变化** 若有热，宜用黄芩清热安胎。

·丹溪妙论·
安胎药

产前当清热养血。产妇因火动胎，逆上作喘急者，急用黄芩、香附之类为末调下。黄芩，水中取沉者为佳。堕胎，乃气虚、血虚、血热。黄芩，安胎，乃上中二焦药，能降火下行。益母草，即茺蔚子，治产前产后诸病，能行血养血。难产可煎作膏，地黄膏、牛膝膏皆可用。怀妊爱物，乃一脏之虚。假如肝脏之虚，肝气止能生胎，无余用也。又云：不能荣其肝，肝虚故爱酸物。产前安胎，白术、黄芩为妙药也。黄芩，安胎圣药也。俗人知，以为害而不敢用，反谓温热之药可养胎。殊不知产前宜清热，令血循经而不妄行，故养胎。胎热将临月，以三补丸加炒香附、炒白芍，蒸饼丸服。抑热，以三补丸，用地黄膏。有孕八九个月，必顺气，须用枳壳、紫苏梗。凡妊妇脉细匀，易产；大浮缓，火气散，难产。生产如抱缸过坝一般。

艾 叶
药 材 档 案

【别名】灸草、艾蒿、香艾、蕲艾、艾蒿叶、家艾叶、野莲头。

【药材特征】本品多皱缩、破碎，有短柄。完整叶片展平后呈卵状椭圆形，羽状深裂，裂片椭圆状披针形，边缘有不规则的粗锯齿；上表面灰绿色或深黄绿色，有稀疏的柔毛及腺点；下表面密生灰白色绒毛。质柔软。气清香，味苦。

【性味归经】辛、苦，温。有小毒。归肝、脾、肾经。

【功效主治】温经止血，散寒止痛；外用祛湿止痒。用于吐血，衄血，崩漏，月经过多，胎漏下血，少腹冷痛，经寒不调，宫冷不孕；外治皮肤瘙痒。醋艾炭温经止血，用于虚寒性出血。

固胎丸

【方源】 《丹溪心法·卷五·产前九十一》："固胎。"

【组成】 地黄1.5克，当归、人参、白芍各6克，白术4.5克，川芎1.5克，陈皮3克，黄芩1.5克，甘草0.9克，黄连少许，黄柏少许，桑上羊儿藤七叶（圆者）。

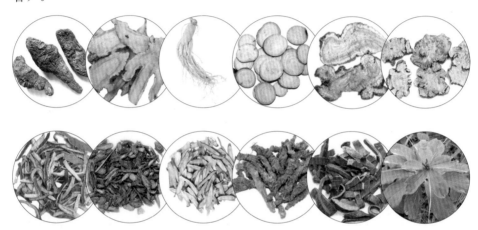

【用法】 每6克，入糯米24粒，煎服。

【功用】 补气健脾，清热养血安胎。

【主治】 固胎。

【方义方解】 本方所治证属脾虚兼有内热。方中人参、白术补气健脾安胎为君药；地黄、当归、川芎补血活血，行气安胎共为臣药；陈皮健脾理气燥湿，黄连、黄芩、黄柏善清上中下三焦湿热，上药共为佐药；白芍柔肝缓急止痛，甘草补中益气，与白芍酸甘化阴以养胎。桑上羊儿藤即桑寄生，补养肝肾，安胎共为佐使之药。诸药合用共奏补气健脾，清热养血安胎之功

【运用】

1. **辨证要点** 临床以血色鲜红，腰酸，小腹坠痛，精神疲倦，气短懒言为辨证要点。

2. **加减变化** 血虚不安者，用阿胶；痛者，用砂仁止痛，安胎行气故也。

3. **现代运用** 多用于妊娠期阴道出血等。

治产后病方

产后消血块方

【方源】 《丹溪心法·卷五·产后九十二》："产后消血块方：滑石（三钱）、没药（二钱）、血竭（二钱，如无以牡丹皮代之）。上为末，醋糊丸。如恶露不下，以五灵脂为末，神曲丸、白术陈皮汤下。瓦楞子能消血块。"

【组成】 滑石9克，没药、血竭各6克。

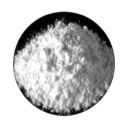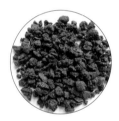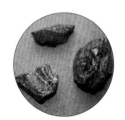

【用法】 上为末，醋糊丸。

【功用】 下血除瘀。

【主治】 产后血块不下。

【方义方解】 本方具有下血除瘀之功效。方中滑石甘、淡，寒，滑以利诸窍，通壅滞，下垢腻，甘以和胃气，寒以散积热，甘寒滑利，以合其用，为君药。没药味辛、苦，性平，活血止痛；血竭甘、咸，功在活血化瘀止痛，二药合为臣药。如恶露不下，以五灵脂为末，神曲丸、白术陈皮汤下。诸药合用，共收下血除瘀之功。

产　后

　　产后无得令虚，当大补气血为先。虽有杂证，以末治之。一切病多是血虚，皆不可发表。产后不可用芍药，以其酸寒伐生发之气故也。产后血晕，因虚火载血上行，渐渐晕以韭叶细切，盛于有觜瓶中，以热醋沃之，急封其口，以觜塞产妇鼻中，可愈眩冒。产后中风，切不可作风治，必大补气血为主，然后治痰，当以左右手之脉，分其气血多少而治。产后中风，口眼㖞斜，切不可服小续命汤。产后水肿，必用大补气血为主，小佐苍术、茯苓，使水自利。

没　药

药材档案

　　【别名】末药、明没药。

　　【药材特征】本品呈不规则颗粒团块状，大小不一，红棕色或黄棕色，表面粗糙，覆有粉尘。本品特征：有时外有狗皮包裹或成块饼状，质坚而脆，易碎裂，碎面呈颗粒状，带棕色油样光泽，半透明。狗皮没药呈棕褐色或黄棕色，质韧，不易碎裂，不透明。与水共研则成黄色乳状液。气微芳香，味苦微辛。

　　【性味归经】辛、苦，平。归心、肝、脾经。

　　【功效主治】散瘀定痛，消肿生肌。用于胸痹心痛，胃脘疼痛，痛经经闭，产后瘀阻，癥瘕腹痛，风湿痹痛，跌打损伤，痈肿疮疡。

产泄方

【方源】 《丹溪心法·卷五·产后九十二》："治产后泄泻。"

【组成】 黄芩、白术、川芎、茯苓、干姜、滑石、陈皮、炒芍药、甘草（炙）。

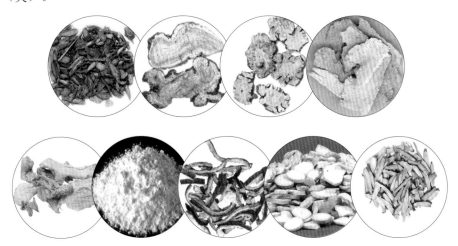

【用法】 水煎服。

【功用】 健脾燥湿止泻，行气止痛。

【主治】 产后泄泻。

【方义方解】 本方所治证属脾虚运化失司，大肠传导失职。方中白术、茯苓，健脾利湿止泻共为君药。芍药柔肝缓急止痛；陈皮理气健脾，燥湿化痰；干姜大辛大热，温中散寒，振奋脾阳；滑石利尿通淋，利小便以实大便，上四味药共为臣药。黄芩清热燥湿，川芎活血行气止痛，为佐药。炙甘草甘温，益气补中，缓急止痛，调和诸药，为使药。诸药合用，共奏健脾燥湿止泻，行气止痛之功。

【运用】

1. **辨证要点** 临床以产后大便时溏时泻，完谷不化，饮食减少，食后脘闷不舒，稍进油腻食物则大便次数增多，尿少或黄赤，神疲倦怠为辨证要点。

2. **现代运用** 常用于产后泄泻。

君	白术	健脾利湿止泻	诸药合用，共奏健脾燥湿止泻，行气止痛之功
	茯苓		
臣	芍药	柔肝缓急止痛	
	陈皮	理气健脾，燥湿化痰	
	干姜	温中散寒，振奋脾阳	
	滑石	利尿通淋，利小便以实大便	
佐	黄芩	清热燥湿	
	川芎	血行气止痛	
使	炙甘草	益气补中，缓急止痛，调和诸药	

干 姜

药材档案

【别名】均姜、白姜、干生姜。

【药材特征】干姜：呈扁平块状，具指状分枝，长3～7厘米，厚1～2厘米。表面灰黄色或浅灰棕色，粗糙，具纵皱纹及明显的环节。分枝处常有鳞叶残存，分枝顶端有茎痕或芽。质坚实，断面黄白色或灰白色，粉性或颗粒性，内皮层环纹明显，维管束及黄色油点散在。气香、特异。味辛辣。

干姜片：为不规则纵切片或斜切片，具指状分枝，长1～6厘米，宽1～2厘米，厚0.2～0.4厘米。外皮灰黄色或浅黄棕色，粗糙，具纵皱纹及明显的环节，切面灰黄色或灰白色，略显粉性，可见较多的纵向纤维，有的呈毛状。质坚实，断面纤维性。气香、特异，味辛辣。

【性味归经】辛，热。归脾、胃、肾、心、肺经。

【功效主治】温中散寒，回阳通脉，温肺化饮。用于脘腹冷痛，呕吐泄泻，肢冷脉微，痰饮喘咳。

产后痛虚方

【方源】 《丹溪心法·卷五·产后九十二》："产后补虚。"

【组成】 人参、白术3克，茯苓、当归、陈皮、川芎各1.5克，甘草（炙）0.9克。

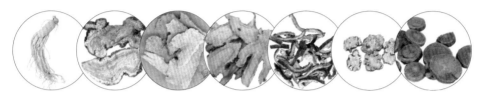

【用法】 上以水煎服。有热，加黄芩3克，生姜3片。

【功用】 气血双补。

【主治】 产后虚。

【方义方解】 本方所治证属气血两虚。方中人参甘温大补元气，健脾养胃为君药。白术苦温，健脾燥湿，加强益气助运化之力；茯苓甘淡，健脾渗湿，脾健而气血生化有源，共为臣药。当归、川芎养血和血，与补气药同用为气血双补；陈皮理气和胃，可使诸药补而不滞，三药共为佐药。甘草甘温，益气和中，调和诸药为使药。

君	人参	大补元气，健脾养胃	
臣	白术	健脾燥湿	诸药合用，共奏气血双补之功
	茯苓	健脾渗湿	
佐	当归	养血和血，与补气药同用为气血双补	
	川芎		
	陈皮	理气和胃	
使	甘草	益气和中，调和诸药	

治小儿病方

肥儿丸

【方歌】

> 肥儿丸内用芜荑，神曲术荟楂二连；
> 研末更合猪胆汁，为丸儿服自安然。

【方源】 《丹溪心法·卷五·小儿九十四》："肥儿丸治小儿疳积。"

【组成】 芦荟（另研）、胡黄连、芜荑（炒）各9克，炒神曲12克，黄连、白术、山楂（炒）各15克。

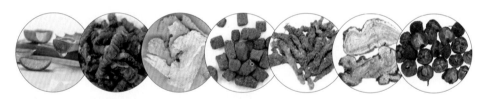

【用法】 上为末，芦荟末和匀，猪胆汁为丸，如粟米大。每服60丸，食前米饮送下。

【功用】 健脾消食，清热驱虫。

【主治】 小儿疳积。

【方义方解】 方中山楂味酸性温，消食化积；炒神曲健脾开胃；白术健脾益气；胡黄连清热凉血、燥湿；黄连清热泻火，治生虫之源；芦荟清肝泻火；芜荑消积杀虫；更用猪胆汁和药为丸，与黄连为伍增其清热之力。诸药相合，标本兼顾，共奏消食化滞，清热燥湿，健脾和胃之功。使食积得消，脾虚得健，热去虫下，正气渐复，病愈而体肥，故得名"肥儿"。

【运用】

1. **辨证要点**　临床以食积不化，湿热内蕴，兼肝气不舒为辨证要点。

2. **现代运用**　用于小儿消化不良，虫积腹痛，面黄肌瘦，食少腹胀泄泻。

【方论精粹】

《丹溪心法》："产后无得令虚，当大补气血为先。虽有杂证，以末治之。一切病多是血虚，皆不可发表。"

芦　荟
药　材　档　案

【别名】奴会、卢会、象胆、讷会、劳伟。

【药材特征】本品呈不规则块状。常破裂为多角形，大小不一。表面呈暗红褐色或深褐色，无光泽。体轻，质硬，不易破碎，断面粗糙或显麻纹。富吸湿性。有特殊臭气，味极苦。

【性味归经】苦，寒。归肝、胃、大肠经。

【功效主治】泻下通便，清肝泻火，杀虫疗疳。用于热结便秘，惊痫抽搐，小儿疳积；外治湿癣。

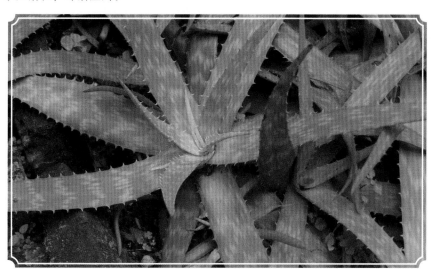

白附丸

【方源】 《丹溪心法·卷五·小儿九十四》："牛胆星（一两，须用黄牯牛胆腊月粉南星，亲手修合、风干。隔一年用牛胆须入三四次者），大陈半夏（半两），粉白南星（一两，切作片，用腊月雪水浸七日，去水晒干），枯白矾（二钱半）。上为末，宿蒸饼丸，如梧子大。用姜汁蜜汤送下。有热，加薄荷叶。"

【组成】 牛胆星、粉白南星各30克，大陈半夏15克，枯白矾7.5克。

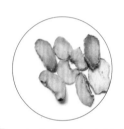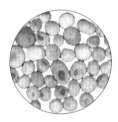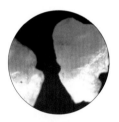

【用法】 上为末，宿蒸饼为丸，如梧桐子大。用姜汁蜜汤送下。有热，加薄荷叶。

【功用】 祛风燥湿化痰。

【主治】 风痰。

【方义方解】 本方具有祛风燥湿化痰之功效。方中牛胆星性寒，味苦微辛，归肺、肝、脾经，长于清热化痰，息风定惊，故为君药。臣以粉白南星味苦、辛，性温，归肺、肝、脾经，可祛风燥湿化痰。陈半夏为燥湿化痰之要药；枯白矾酸苦涌泄，内用可消痰燥湿。全方共奏祛风燥湿化痰之功。诸药合用，祛风、燥湿、化痰之效皆存，诸症自除。

君	牛胆星	清热化痰，息风定惊	
臣	粉白南星	祛风燥湿化痰	诸药合用，共奏祛风燥湿化痰之功
佐	陈半夏	燥湿化痰	
	枯白矾	消痰燥湿	

通关散

【方歌】

> 风中痰升人眩仆，当先服此通其关；
> 通关散用细辛皂，吹鼻得嚏保生还。

【方源】 《丹溪心法附余》卷一。

【组成】 细辛（洗，去土、叶）、猪牙皂角（去子）各3克。

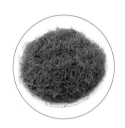

【用法】 研极细末，和匀。每用少许，吹入鼻中取嚏。

【功用】 开窍通关。

【主治】 卒中风邪，昏闷不醒，牙关紧闭，汤水不下，小儿急惊风。

【方义方解】 猝倒无知，病情危急，根据"急则治其标"的原则，当先使其苏醒，然后再按病情辨证治疗。故本方以嗜鼻取嚏，通关开窍，作为一种应急办法。方中皂角涤痰开窍，细辛辛温宣散，合而成方，体现通关开窍法则。本方之所以采用"嗜鼻取嚏"是因为肺主一身之气，肺气闭塞，则诸窍皆闭而昏不知入，得嚏则肺气宣通，气机畅利可醒人事。若痰涎壅盛者，当加白矾增强祛痰之效。

【运用】

1. **辨证要点** 突然昏厥，人事不省，牙关紧闭，面色苍白，痰涎壅塞。

2. **加减变化** 如见气阴两虚的呼吸衰竭患者，可另用人参、麦冬、五味子、黄芪、沙参等煎服；痰气郁结的精神病患者，用陈胆星、茯苓、半夏、香附、郁金、石菖蒲等煎服；实证气厥者，用沉香、乌药、檀香、丁香、陈皮、白蒺藜等煎服。

3. **现代运用** 可用于治疗各种急性病引起的呼吸衰竭，各种昏厥，精神系统疾病，触电、溺水、自缢等的急救。

4. **注意事项** 本品吹至鼻中道为宜，太浅难以生效，过深会阻塞气道，引起窒息。对于虚脱患者及出血病人，均非本品所宜。孕妇也应避免使用。

【方论精粹】

张秉成《成方便读》："此亦治中风闭证之一法也。凡邪气骤加，正气被遏，经隧不通，肢厥脉绝，此时不特药力所不能达，且亦不能进，唯有取嚏一法，先开其关，使肺气一通，则诸脏之气皆通，然后方可用药施治。二味皆辛散之品，俱能开窍，均可上行，合之为散，以嗞鼻中，一取嚏而关即通也。"

细 辛
药 材 档 案

【别名】少辛、小辛、细条、细草、山人参、独叶草、金盆草。

【药材特征】北细辛：常卷曲成团。根茎横生呈不规则圆柱状，具短分枝，长 1～10 厘米，直径 0.2～0.4 厘米；表面灰棕色，粗糙，有环形的节，节间长 0.2～0.3 厘米，分枝顶端有碗状的茎痕。根细长，密生节上，长 10～20 厘米，直径 0.1 厘米；表面灰黄色，平滑或具纵皱纹；有须根及须根痕；质脆，易折断，断面平坦，黄白色或白色。气辛香，味辛辣、麻舌。

汉城细辛：根茎直径 0.1～0.5 厘米，节间长 0.1～1 厘米。

华细辛：根茎长 5～20 厘米，直径 0.1～0.2 厘米，节间长 0.2～1 厘米。气味较弱。

【性味归经】辛，温。归心、肺、肾经。

【功效主治】祛风散寒，祛风止痛，通窍，温肺化饮。用于风寒感冒，头痛，牙痛，鼻塞流涕，鼻衄，鼻渊，风湿痹痛，痰饮喘咳。

大芦荟丸

【方源】　《丹溪心法·卷五·小儿九十四》："大芦荟丸治诸疳。"

【组成】　芦荟、芜荑、木香、青黛、槟榔、黄连（炒）各7.5克，蝉壳24枚，黄连15克，麝香少许。

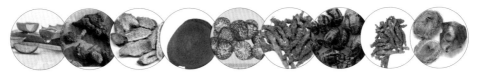

【用法】　上为末，猪胆汁二枚取汁，浸糕为丸麻子大。每服20丸，米饮下。

【功用】　治疳杀虫，和胃止泻。

【主治】　诸疳。肚腹紧胀，心胸胀满，消瘦神困，肚胀青筋，肠鸣泻臭，食即呕哕。喜食酒肉，食不生肌，胸满胁胀，烦躁迷闷，眠不安席。肝脾疳积，食积发热，目生云翳；或疳热，颈项结核；或耳内生疮，肌体消瘦，发热作渴，饮食少思，肚腹膨胀；或牙龈蚀落，颊腮腐烂；或阴囊、玉茎生疮；或胸胁小腹作痛。

【方义方解】　本方具有治疳杀虫，和胃止泻之功效。方中芦荟苦寒，归胃、大肠二经，既能泄下导滞又能驱虫，恢复脾胃健运功能而疗疳积；芜荑性温味辛苦，为驱虫消积之要药，二药均为驱虫导滞，治疗疳积之要药，故为君药。木香辛行苦泄温通，善行脾胃及大肠气滞，并能调中止痛；槟榔性温味辛苦，归胃、大肠、小肠经，为驱虫之要药，又能和木香相须为用，增加行胃肠之气而消积导滞之力，故二药为臣药。方中有生黄连和炒黄连二药，生黄连以清泄中焦、大肠湿热，极为常用；而炒黄连能降低其苦寒之性，防止中焦、大肠过度寒凉；青黛清热解毒，凉血消斑，可解疳腮、咽痛等症状，又可清肝泻火；蝉蜕疏风散热利咽，明目退翳，三药共为佐药。并佐以少许麝香开窍醒神，活血消肿止痛。全方共奏治疳杀虫，行气和胃之功。

君	芦荟	泄下导滞驱虫		诸药合用，共奏治疳杀虫、行气和胃之功
	芜荑	驱虫消积		
臣	木香	行气导滞，调中止痛	二药相伍，增加行胃肠之气而消积导滞之力	
	槟榔	驱虫		
佐	生黄连	清泄中焦、大肠湿热		
	炒黄连	防止中焦、大肠过度寒凉		
	青黛	清热解毒，凉血消斑		
	蝉蜕	疏风散热利咽，明目退翳		
	麝香	开窍醒神，活血消肿止痛		

—— ·中医辞典· ——

五 疳

小儿疳证，文献中又称疳疾、疳积、五疳、诸疳等，是儿科四大证(痘麻惊疳)之一，也是小儿常见病。疳证分属五脏，故有五疳之称。钱乙对五疳的证型有比较详尽的论述："肝疳，白膜遮睛；心疳，面黄颊赤；脾疳，体黄腹大；肾疳，极瘦，身有疥疮；肺疳，气喘，口舌生疮。"

肝疳又名筋疳，症见头发竖立，面目爪甲色青，两目多泪，隐涩难睁，甚则白膜遮睛，摇头揉目。

心疳又名惊疳，症见惊悸不安，浑身壮热，颊赤唇红，口舌生疮，咬牙寻舌，盗汗烦渴等症。

脾疳又名肥疳，症见面黄肌瘦，时发潮热，困倦嗜卧，心下痞硬，乳食懒进，嗜食泥土，肝大坚硬，腹痛下蛔，头大颈细。

肾疳又名骨疳，症见面色黧黑，耳焦脑热，齿龈出血，足冷如冰，肌骨消瘦。

肺疳又名气疳，症见皮肤干燥，毛发焦枯，面色㿠白，咳嗽气喘，憎寒发热，咽喉不利，口鼻生疮，长流清涕。

钩藤散

【方源】 《丹溪心法·卷五·小儿九十四》："钩藤散治小儿夜啼。"

【组成】 钩藤、茯苓、茯神、川芎、当归、木香各3克，甘草（炙）1.5克。

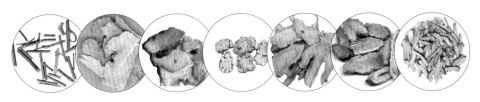

【用法】 上为末。每服3克，姜枣略煎服。又灯草烧灰涂敷乳上与之。

【功用】 宁心安神，健脾息风。

【主治】 小儿夜啼。

【方义方解】 方中钩藤性微寒，味甘，入肝经，能够息风止痉，使小儿内风得息，故为君药。茯苓性平、味甘淡，归脾、肾、心经，可健脾宁心；茯神性味甘、淡平，也具宁心安神之效，故二者为臣药。川芎为"血中之气药"，长于活血行气，祛风止痛；当归为补血之要药，既能补血又可活血；木香行气健脾，三者皆为佐药。炙甘草益气健脾，调和诸药，为佐使之用。全方共奏宁心安神，健脾息风之功。

君	钩藤	息风止痉	
臣	茯苓	健脾宁心	诸药合用，共奏宁心安神、健脾息风之功
	茯神	宁心安神	
佐	川芎	活血行气，祛风止痛	
	当归	补血活血	
	木香	行气健脾	
佐使	炙甘草	益气健脾，调和诸药	

【运用】

1. **辨证要点**　临床以小儿心神不宁，心乱不安，夜啼为辨证要点。

2. **现代运用**　可用于血虚之小儿夜啼。

·丹溪妙论·
小儿夜啼

　　夜啼，小儿脏冷也。阴盛于夜则冷动，冷动则为阴极发燥，寒盛作疼，所以夜啼而不歇。

钩　藤
药材档案

　　【别名】钩藤、钩丁、大钩丁、双钩藤。

　　【药材特征】本品茎枝呈圆柱形或类方柱形，长2～3厘米，直径0.2～0.5厘米。表面红棕色至紫红色者具细纵纹，光滑无毛；黄绿色至灰褐色者，有的可见白色点状皮孔，被黄褐色柔毛。多数枝节上对生两个向下弯曲的钩（不育花序梗），或仅一侧有钩，另一侧为突起的疤痕；钩略扁或稍圆，先端细尖，基部较阔；钩基部的枝上可见叶柄脱落后的窝点状痕迹和环状的托叶痕。质坚韧，断面黄棕色，皮部纤维性，髓部黄白色或中空。气微，味淡。

　　【性味归经】甘，凉。归肝、心包经。

　　【功效主治】息风定惊，清热平肝。用于肝风内动，惊痫抽搐，高热惊厥，鼻衄不止，小儿惊啼，妊娠子痫，头痛眩晕。

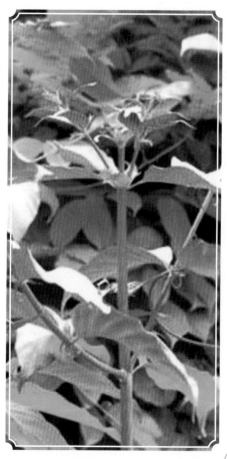

黑龙丸

【方源】 《丹溪心法·卷五·小儿九十四》："黑龙丸治小儿急慢惊风。"

【组成】 牛胆南星、青礞石（焰硝等份，煅）各30克，天竺黄、青黛各15克，芦荟7.5克，辰砂9克，僵蚕1.5克，蜈蚣（烧存性）4.5克。

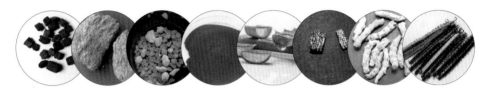

【用法】 上为末，甘草煎膏为丸，如芡实大。每服1～2丸，急惊煎姜蜜薄荷汤下，慢惊煎桔梗白术汤。

【功用】 清热化痰，息风定惊。

【主治】 小儿急慢惊风。

【方义方解】 本方具有清热化痰，息风定惊之功效。方中牛胆南星苦，凉，归肝、胆二经，长于清热化痰，息风定惊，故为君药。青礞石甘、咸，平，坠痰下气，平肝镇惊；天竺黄甘，寒，清化热痰，凉心定惊；青黛性寒，味咸，清热凉血定惊；辰砂清心镇惊，安神解毒，四药合用共为臣药。佐以僵蚕咸辛，息风止痉，化痰散结；蜈蚣息风镇痉；芦荟苦、寒，清肝泻火，泻下通便。诸药合用，共奏清化热痰，息风定惊之功。

·丹溪妙论·
惊 风

惊有二证，一者热痰，主急惊，当吐泻之；一者脾虚，乃为慢惊，所以多死，当养脾。急惊只用降火、下痰、养血；慢惊者，先实脾土，后散风邪，只用朱砂安神丸，更于血药中求之。

黄龙丸

【方源】 《丹溪心法·卷五·小儿九十四》。

【组成】 三棱、莪术各90克，青皮45克，山楂肉、干姜各23克。

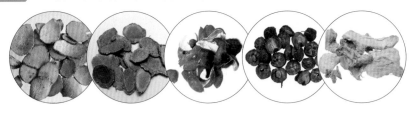

【用法】 上药研末，用曲为丸，如麻子大，日晒干。食后姜汤下，量儿大小
加减。与乌犀丸间服。食前服乌犀丸，食后服本丸。

【功用】 破血行气，消积化滞。

【主治】 小儿疳积。

【方义方解】 本方所治证属饮食不节，壅滞中焦。方中三棱、莪术均为破气
消积之要药，二者常相须为用，破血行气皆存，并能消积止痛，故为君药；
青皮苦辛温，善疏肝破气，消积化滞为臣药；山楂消食化积，加少量干姜温
中散寒，振奋脾阳为佐使之药。诸药合用，共奏破血行气，消积化滞之功。

君	三棱	破气消积止痛	诸药合用，共奏破血行气，消积化滞之功
	莪术		
臣	青皮	疏肝破气，消积化滞	
佐使	山楂	消食化积	
	干姜	温中散寒，振奋脾阳	

【运用】

1. **辨证要点** 临床以精神疲惫，形体羸瘦，面色萎黄，毛发稀疏干枯，
脘腹胀满，不思饮食为辨证要点。

2. **现代运用** 用于小儿营养不良，食积，发育迟缓等实证。

口噤方

【方歌】

三圣瓜蒂除豉豆，加入藜芦郁金凑；
此吐实热与风痰，五痫癫狂痰厥咎。

【方源】 《丹溪心法·卷五·小儿九十四》："小儿口噤治法用嗜鼻方。"

【组成】 郁金、藜芦、瓜蒂。

【用法】 上为末。水调嗜之。

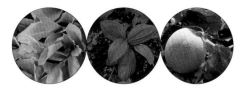

【功用】 祛风散热，理气化痰。

【主治】 小儿口噤。

【方义方解】 本病多因内有积热，外中风邪，痰凝气滞，瘀阻经络所致。方中郁金味辛、苦，性寒，归肝、胆、心经，为"血分之气药"，长于活血止痛，又能开肺金之郁，行气解郁，故为君药；臣以藜芦味辛、苦，性寒，善涌吐风痰，杀虫疗疮；瓜蒂味苦，性寒，有涌吐风痰宿食之功，故为佐使。三味寒性药合用，内蕴之积热得除，瘀血得行，风痰得消，诸症自愈。

君	郁金	活血止痛，行气解郁	诸药合用，共奏祛风散热、理气化痰之功
臣	藜芦	杀虫疗疮	
佐使	瓜蒂	涌吐风痰宿食	

【运用】

1. **辨证要点** 临床以牙关紧闭为辨证要点。

2. **现代运用** 可用于治疗由内有积热，外中风邪，痰凝气滞，瘀阻经络所致口噤等疾病。

疮毒方

【方源】 《丹溪心法·卷五·痘疮九十五》："解痘疮毒。"

【组成】 丝瓜、升麻、酒赤芍、生甘草、黑豆、山楂、赤小豆、犀角。

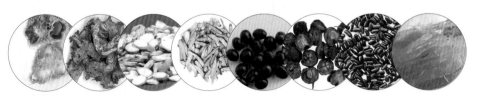

【用法】 上水煎服。

【功用】 清热解毒，凉血透疹。

【主治】 痘疮毒。

【方义方解】 此方证因外感风毒，耗伤气血，麻疹内生，故宜清热解毒，凉血透疹。方中升麻性微寒，味辛微甘，归肺经，其辛散之性善透发麻疹，并能清热解毒，为君药；赤芍具有补血之功，赤小豆行血补血，健脾祛湿，为臣药；犀角清热凉血解毒，山楂行气散瘀，丝瓜祛风活血通络，黑豆补脾，解毒，共为佐药；生甘草清热解毒，调和诸药，为佐使之用。全方共奏清热解毒，凉血透疹之功。

君	升麻	透发麻疹，清热解毒	
臣	芍药	补血	
	赤小豆	行血补血，健脾祛湿	
佐	犀角	清热凉血解毒	诸药合用，共奏清热解毒、凉血透疹之功
	山楂	行气散瘀	
	丝瓜	祛风活血通络	
	黑豆	补脾，解毒	
佐使	生甘草	清热解毒，调和诸药	